세상에서 가장 완벽한 약
내 몸 치유력

Le meilleur médicament, c'est vous! by Frédéric Saldmann
Copyright © Éditions Albin Michel, 2013
All rights reserved.

This Korean edition was published by Prunsoop Publishing Co. in 2015
by arrangement with Editions Albin Michel through KCC(Korea Copyright Center Inc.), Seoul.

이 책은 (주)한국저작권센터(KCC)를 통한 저작권자와의 독점계약으로
(주)도서출판 푸른숲에서 출간되었습니다.
저작권법에 의해 한국 내에서 보호를 받는 저작물이므로 무단전재와 복제를 금합니다.

Le meilleur médicament, c'est vous!
세상에서 가장 완벽한 약

내 몸 치유력

프레데리크 살드만 Dr. Frédéric Saldmann / 이세진 옮김

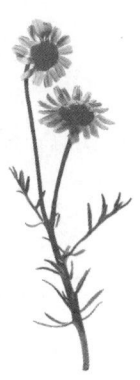

푸른숲

차례

프롤로그 7

1 소리 소문 없이 다가오는 암살자, 과체중

맛도 있고 포만감을 주는 간식 14
고추와 후추의 신비로운 효능 21
디저트로 다이어트 하기 26
즐거운 식이요법 27

2 움직여야 깨어난다

운동은 예방주사다 34
젊어지고 싶다면, 굶어라 43

3 건강한 수면을 위한 잠자리

잠을 잘 자려면 54
가뿐한 기상을 위한 생활습관 59
경계해야 할 수면의 적 62

4 일상의 소소한 문제를 스스로 해결하라

위창자관 문제를 습관으로 해결하자 70
만성 알레르기성 질환 처방 80

5 감염성 질병에 맞서는 내 몸 방어 체계

일상에서 지켜야 할 건강 위생 수칙 88
지나침도 모자람도 없게 93
늘 키스하고 살아야 하는 이유 96
아이들을 보호하라 99
쓸모없는 기관은 없다 105
바라만 봐도 건강해진다 107

6	의사에 의존하지 않는 일상 처치법	절체절명의 응급 상황 대처법 112 눈, 코, 입을 만지는 손길의 힘 118 일상의 문제 증상을 해결하라 122
7	즐겨라, 성생활을 즐겨라	리비도를 발견하라 134 성생활을 돕는 음식들 137 성생활이 꼬이기 시작할 때 140 프렌치 키스의 비밀 143 성적 매력을 키워라 147
8	스트레스를 비껴가는 건강의 기술	멈춰라, 스트레스! 158 스킨십으로 푸는 스트레스 160 마음 건강을 돌보는 방법 164 행복은 배울 수 있다 170 명상, 쉽게 도전해보자 180
9	뇌는 단련하면 늙지 않는다	뇌에 대한 선입견 바로잡기 187 습관이 뇌 건강에 치명적인 이유 193 자기통제력과 건강의 상관관계 196 기억력도 건강이다 201
10	내 몸을 깨우는 새로운 건강 요법들	과학과 의학 너머에서 210 자기 요법의 효력과 가능성 218 손에 깃든 이해할 수 없는 힘 225 체형이 말해주는 건강 231 점성술에 건강을 묻다 233 피부는 신호등이다 238 자연 치유가 가능할까? 241

에필로그 245

--- 프롤로그 ---

"아침의 사과 한 알이 의사를 멀리 쫓아준다는 말은 맞다.
하지만 겨냥을 잘해서 던져야 한다."

― 윈스턴 처칠

의사로서 내 역할은 명확히 정해져 있다. 환자의 말을 들어주고 진찰해서 진단과 처방을 내리는 사람. 의사라는 직업의 본질은 그렇다. 하지만 나는 늘 환자의 근본적인 요구에 부응하지 못한다는 느낌이 들었다. 실제로 처방전을 새로 받기 위해, 또는 과거에 앓았던 병과 비슷한 증상을 겪는다는 이유로 꼬박꼬박 병원 나들이를 하는 환자들이 얼마나 많은지 놀라울 정도다. 웬만큼 시간이 흐르자 나도 대기실에서 자주 보이는 얼굴들에 익숙해졌던 것 같다. 오랜 세월을 함께하면서 환자들과 나는 서로를 알아갔고 우리는 의사, 환자, 질병이라는 일종의 '삼인조'가 되었다. 우리는 서로의 안부를 묻고, 함께 걱정하거나 안심하고, 다음에 또 보기로 약속을 한다. 저마다 의례적으로 이 과정을 밟는다. 모든 것이 순조롭다. 아니, 사실은 그렇지 않다……. 분명히 더 간단한 방법으로, 훨씬 좋아질 수 있기 때문이다. 실제로 인간의 두뇌와 신체에는 대단한 역량이 있는데도 그것이 사실상 전혀 쓰이지 못하고 있다. 그 역량을 동원하기만 해도 상당수의 증상과 질병을 효과적으로 다스리기에 충분한데도. 게다가 그 효과 또한 두 배다. 결과가 아니라 원인을 바로잡음으로써 재발도 막고 진정한 예방도 꾀할 수 있기 때문이다. 우리 안의 깊은 곳에 자체적인 치유력이 있는데도 우리는 그걸 사용하지 않는다. 우리가 우리 자신의 약이건만, 우리는 그 사실을 모른다.

이 책을 쓰면서 나는 의사로서 진료할 때는 감히 환자에게 제시할 수 없었던 저밍을 내려 어러분 스스로 건강을 지키는 방법을 전하고 싶었다. 간단한 예를 하나 들어보자. 현재 콜레스테롤, 지방성 당뇨, 혈압을 관리받고 있는 환자는 수백만 명에 달한다. 이들은 매일 같이 심혈관계 질환을 예방해준다는 알약들을 복용한다. 하지만 이러한 알약들이 신묘한 부적이 되어주진 못한다는 사실은 통계상으로도 명백히 밝혀져 있다. 약은 기껏해야 위험도를 조금 낮춰줄 뿐, 질병의 원인을 치료해주지는 못한다. 때때로 불편한 부작용을 대가로 치러야 한다. 그런데 몇 가지 지표만 달라져도 그런 식의 의료 관리 없이 문제를 해결할 수 있으니……. 실제로 칼로리 섭취를 30퍼센트 낮추면 수명은 20퍼센트 연장된다! 체중을 줄이고, 식습관을 개선하고, 규칙적으로 운동하면 하나부터 열까지 달라질 수 있다. 이러한 건강

관리가 얼마나 근본적으로 중요한지 보여주는 수치가 있다. 매일 30분씩 운동을 하면 암, 치매, 심혈관계 질환 발병률이 40퍼센트나 떨어진다는 것.

이게 전부가 아니다. 우리는 자연요법을 활용해 몸을 보호하고 여러 가지 질병을 고칠 수 있다. 사람의 신체는 정확도 높은 기계와 같아서 완벽한 균형 상태에서만 삐끗하는 일 없이 착착 돌아간다. 영양은 중대한 요소다. 휘발유로 달리는 자동차에 경유를 넣으면 어떻게 되겠는가. 영양이 과하거나 균형이 잡히지 못했을 때 발생하는 문제점도 이와 비슷하다고 보면 된다. 이 책이 다룰 또 하나의 주제는 (내가 언젠가 실업자가 될지도 모를 각오를 하고 감히 제기하는 바인데) 의사의 개입 없이 저절로 낫는 질병들이다. 인후염(목감기)이나 유행성 감기가 그런 병에 해당하는데, 이런 병에는 약이 별 쓸모가 없을 뿐 아니라 자칫 위험하기까지 하다. 병원에서 처방을 받으면 병이 빨리 낫도록 뭔가 손을 썼다는 기분이 들겠지만 사실은 아무 도움도 안 된다. 병원에 가지 않아도 결과는 똑같을 것이다.

우리 몸은 평생 끊임없이 재생된다. 쓸모없는 세포를 대체하기 위해 1초마다 2천만 개의 세포가 분열한다. 그렇게 새로운 세포들을 쉴 새 없이 만들어야 죽은 세포의 자리를 메울 수 있다. 이러한 세포분열에서의 복제 오류가 바로 암의 원인이다. 따라서 신체가 복제 오류를 최소화하기에 적합한 환경에서 기능하는 것이 중요하다. 아무래도 신체 나이가 많을수록 면역 체계의 노폐물 배출 기능이 원활하지 않기 때문에 복제 오류가 늘어나는 경향이 있다. 가령 담배를 피우면 폐, 인후, 방광의 세포 변이 위험이 높아진다. 또한 스트레스, 불면증, 운동 부족도 세포의 원활한 재생을 방해한다.

여러분도 이해할 테지만, 여러 가지 질병의 기본적인 예방책을 실천하는 것이 중요하다. 대증치료對症治療가 아니라 병의 원인을 치료하기 위해서다. 분명히 말하건대, 건강 문제에서는 도움을 받는다는 수동적인 태도가 아니라 자기주도적인 태도가 바람직하다. 이 책에는 자신의 건강을 책임지고 건강을 구성하는 모든 영역(영양, 체중, 알레르기, 수면, 배변 운동, 성생활, 스트레스, 노화 등)을 보강하는 비결이 담겨 있다. 이 책을 사물에 비유한다면 만능 맥가이버칼쯤 되지 않을까. 그만큼 이 책은 어떤 상황에서든 즉각적이고도 실용적으로 대처하게 해 주는 지침서라 할 수 있다. 질병들을 요리조리 피하는 법, 누구나 실천할 수 있는 방법으로 건강을 보다 잘 지키는 법, 이런 것이 바로 사람들이 건강하게 오래오래 살도록 돕기 위해 내가 알려주고자 하는 바다.

1

소리 소문 없이
다가오는 암살자,
과체중

> "식이요법을 스스로 실천하는 것보다 더 어려운 일은 바로 남들에게 식이요법을 강요하지 않는 것이다."
>
> — 마르셀 프루스트

프랑스 사람 셋 중 하나는 과체중이라는 우려할 만한 통계가 있다. 세계보건기구WHO는 전 세계적으로 과체중과 비만 인구가 14억 명에 달한다고 발표했다. 과체중은 보건행정 차원에서도 문젯거리이지만 개인의 건강에도 중대한 위협이다. 과체중은 요통, 무릎 통증 같은 일상생활의 가벼운 불편함부터 암, 심혈관계 질환, 당뇨 같은 중병에 이르기까지 온갖 문제들에 들어서는 입구에 해당한다. 당장 끙끙 앓아눕게 되는 치통 같은 질환과 달리, 과체중은 소리 없이 서서히 몸을 망가뜨린다. 절제를 모르고 마음껏 먹고 마시며 잘 살던 사람이 어느 날 갑자기 너무 빨리 고통스럽게 가버리는 식이랄까. 요즈음의 다이어트 열풍을 보건대(더없이 진지한 다이어트부터 허무맹랑한 다이어트까지 포괄해) 살을 빼고 싶어하는 사람은 많다. 하지만 다이어트에 성공한 사람이라도 대개는 2년 안에 과거의 체중으로 돌아가거나 그 이상으로 살이 찐다고 하니, 참 허망한 노릇이다. 나는 영양학자로서 이것만은 분명히 말할 수 있다. 살을 빼는 최고의 방법은 음식을 먹는 즐거움을 누리면서 영양 섭취를 관리하는 것이다.

> **체질량지수** BMI=체중kg÷키m²
>
> 과체중 여부는 체질량지수 Body Mass Index를 계산해보면 쉽게 알 수 있다. BMI는 체중kg을 키m의 제곱으로 나눈 값이다. 이 값이 18~25 사이라면 정상 체중이다. 25가 넘으면 과체중, 30이 넘으면 비만이라고 한다.[+] BMI는 국제적으로도 믿을 만한 기준으로 인정받는 것이니, '통뼈'라서 무게가 많이 나간다는 식의 변명은 통하지 않겠다.

맛도 있고 포만감을 주는 간식

비법 따위는 없다. 살을 빼려면 적게 먹어야 한다. 따라서 식욕 억제

[+] 과체중, 비만, 고도비만의 기준은 지역과 문화에 따라 다소 차이가 있다. 대한비만학회에서는 BMI 23 이상을 과체중, 25 이상을 비만으로 보고 있다.

가 관건이다. 방법은 두 가지다. 우선 배고픔을 참기로 작정하고 정면 돌파하는 방법이다. 다이어트 초반에는 상당히 괴롭겠지만 차차 나아진다. 하지만 어지간히 독한 성품이 아니고서야 손 닿을 곳에 널려 있는 온갖 유혹에 저항하기란 힘들다! 또 다른 방법은 식사량을 조금씩 제한하면서 적은 칼로리 섭취로도 생활할 수 있게끔 서서히 적응해가는 것이다. 즉각적인 포만감을 주면서 칼로리는 그리 높지 않은 '간식거리' 몇 가지를 제안해보겠다.

초콜릿 다이어트

시도 때도 없이 입이 심심해 못 견디는 사람이라면 다음과 같은 간단한 방법을 한번 시도해보자. 달고 짜고 기름진 음식에 달려들어 5분 만에 1킬로그램을 늘리고 싶은 바로 그때, 백 퍼센트 다크초콜릿 바를 두세 조각 잘라 먹고 잠시 가만히 있어보자. 여러분도 확인하게 되겠지만 효과는 당장 나타난다. 다크초콜릿을 섭취하면 괴로움이나 좌절감 없이 식욕만 금세 싹 가신다.

최근의 학술 연구는 우리가 언뜻 생각하는 바와 달리, 이러한 효과의 메커니즘이 심리학적인 차원이 아니라 생리학적인 차원에 속한다는 것을 보여준다. 네덜란드의 연구팀은 피험자들에게 다크초콜릿 30그램을 섭취하게 했다. 그들은 초콜릿 섭취 후 피험자들의 식욕이 눈에 띄게 감소했을 뿐 아니라 피험자들의 혈중 호르몬 수치 변화까지 파악했다. 그렐린은 식욕 촉진 호르몬으로 알려져 있는데, 그렐린 수치는 공복 시에 높아졌다가 식사 후 떨어진다. 연구자들은 30그램의 다크초콜릿 섭취가 그렐린의 분비를 크게 떨어뜨려 식욕을 없애는 효과가 있음에 주목했다.

그런데 다크초콜릿의 효능은 여기서 그치지 않는다. 최근 미국의 비어트리스 골롬Beatrice Golomb 교수팀은 세간의 통념과 달리 다크초콜릿을 자주 먹는 사람이 초콜릿을 전혀 먹지 않는 사람보다 더 날씬하다는 연구 결과를 내놓았다(2012년). 참으로 역설적이지 않은가. 다크초콜릿 자체는 100그램당 540칼로리나 되지만 식욕 억제 효과 외에도 열량 소모를 촉진하는 효과까지 있는 듯하다. 연구자들은 초콜릿을 먹는 사람들이 초콜릿을 전혀 먹지 않는 사람들보다 BMI가 더 낮다는 사실도 확인했다. 실험 연구는 평균연령 57세의 남녀 천여 명을 대상으로 이뤄졌다. 일주일 혹은 한 달에 한두 번 몰아서 많은 양을 섭취하는 것보다 소량(약 30그램)의 다크초콜릿을 매일 섭취하는 것이 다이어트 효과가 가장 크다고 한다. 현재 연구자들은 현상 자체를 확인했을 뿐, 정확히 어떤 생리학적인 기제가 작용하는지는 규명하지 못한 상태다. 하지만 초콜릿 섭취가 스트레스를 완화해 식욕 충동을 억제했을 것이라고 추측해볼 수 있다. 게다가 초콜릿에 풍부하게 들어 있는 폴리페놀 성분은 항산화 효능이 뛰어나기로 유명하다. 독일의 한 연구팀도 매일 규칙적으로 다크초콜릿 바 두 조각을 섭취했더니 최고혈압(수축기 혈압)은 3, 최저혈압(이완기 혈압)은 2가 떨어졌다는 결과를 발표했다. 이처럼 초콜릿에는 혈관 기능을 개선하고 혈액순환을 원활하게 하는 효과도 있는 것으로 보인다.

어쩌면 여기서 저 유명한 '프렌치 패러독스french paradox'의 또 다른 설명을 찾을 수 있을지도 모르겠다. 프렌치 패러독스에 따르면, 프랑스인은 미국인에 비해 심근경색 발병률이 절반밖에 되지 않는다. 프랑스인들이 식사 때마다 레드와인을 곁들인다는 이유 말고도 초콜릿을 많이 먹는다는 이유를 추가해야 하지 않을까? 실제로 프랑스는 초콜릿을 가장 많이 먹는 나라 축에 든다. 프랑스인의 초콜릿 소비량은 여느 나라 국민의 여섯 배 이상 되니까.

하지만 은근슬쩍 타협해서는 안 된다. 85퍼센트나 90퍼센트가 아니라 백 퍼센트 다크초콜릿이어야 한다. 카카오 함유량에 따라 결과도 달라지기 때문이다. 이 귀한 초콜릿 바를 사무실, 집, 책가방, 핸드백에 상비해두고 입이 심심할 때마다 조금씩 뜯어 먹어볼 것……. 물론 그것도 적당히 먹어야겠지만 말이다.

신비의 향신료 사프란

사프란은 원래 크로쿠스사티부스Crocus Sativus라는 식물에서 추출하는 향신료다. 예로부터 이 천연 식욕억제제의 효과와 관련된 전설은 많이 있었다. 그런데 때로는 전설 뒤에 진실이 숨겨져 있는 법. 최근 프랑스 연구팀은 사프란의 식욕 억제 효과를 과학적으로 입증해 보였다. 사프란은 실제로 포만감을 높여주고 군것질하는 욕구를 떨어뜨리는 효과가 있는 듯하다. 군것질은 끼니 외에 자꾸만 뭔가를 집어먹으려는 행동 방식으로, 과체중과 비만 인구에게서 흔히 볼 수 있다. 한 연구에서는 두 달간 60명의 여성을 두 집단으로 나누어, 한쪽은 매일 사프란 성분의 영양보조제를, 다른 쪽은 가짜 약을 복용하게 했다. 영양보조제를 복용하는 집단의 여성이 하루에 섭취하는 사프란 성분은 176.5밀리그램이었다. 실험 결과, 사프란 성분을 섭취한 집단에서는 포만감으로 인한 체중 감소를 관찰할 수 있었다. 사프란은 피스타아 쌀밥은 물론, 다양한 채소, 고기, 생선 요리에 매일같이 활용할 수 있다. 사프란이 음식의 풍미를 해치기는커녕 맛을 더 잘 살려줄 것이다. 게다가 사프란을 쓰면 요리의 색감도 한층 고와진다.

물로 배를 채워라

식사 중에야 누구나 자연스럽게 물을 마셔야겠다는 생각을 한다. 하지만 나는 끼니와 끼니 사이에 물을 많이 마실 것을 권한다. 물만 마셔도 살이 찐다는 사람들도 있다. 사실 수분을 충분히 보충하는 것은 피로를 푸는 데 매우 중요하다. 물은 식욕조절제로서 작용할 수도 있다.

식사를 하거나 술을 마시기 전에 항상 큰 컵으로 두 컵씩 물을 마셔보자. 물이 알코올음료로 인한 갈증을 미리 풀어줄 뿐만 아니라 쿠키나 안주 따위를 집어 먹고 싶은 충동도 가라앉혀준다. 물 한 잔과 함께 식사를 시작하면 식욕을 조절하는 데 도움이 될 것이다. 마침 상차림과 접대 지침에서도 항상 손님들이 식탁에 앉기 전에 물잔을 가득 채워둘 것을 권하고 있으니, 식전에 물부터 마시는 게 전혀 어렵지는 않겠다.

식사 중 '5분'만 쉬어라

먹는 행위를 멈추는 방식은 가지각색이다. 너무 많이 먹고 배가 터질 것 같은 기분이 들어야 포크를 내려놓기도 하지만(이게 그리 유쾌한 기분은 아니라는 데 모두 동의할 것이다!) 배 말고 다른 쪽에서 신호가 와서 포크를 내려놓을 수도 있다. 만약 여러분이 정찬 코스를 즐기면서 각각의 요리 사이에 5분 정도 간격을 둔다면 자연스럽게 포만감을 느끼게 될 것이다. 실제로 이 귀중한 5분이 우리 뇌의 포만감 중추를 자극하고 활성화시킨다. 한 달간 '5분 간격 두기' 방법을 실시하면 그동안 잠들어 있던 포만감 중추가 재훈련을 거쳐 식욕 조절 기능을 다시금 멋지게 감당할 것이다. 레스토랑 관계자들도 과학적인 설명은 모를 시언정 이 '원리'라면 이미 잘 알고 있다. 그래서 준비에 시간이 많이 걸리는 메뉴라든가 한정 메뉴라는 구실을 내세워 코스를 시작하면서 후식까지 미리 주문을 받는다. 요리와 요리 사이의 공백은 식욕을 떨어뜨리고 결국 막판에 가면 손님들이 뭘 더 먹고 싶은 마음이 없어질 확률이 높다는 것을(다시 말해 후식은 주문하지 않을 확률이 높다는 것을) 그들도 경험상 잘 알기에 이렇게 조처하는 것이다.

식욕억제제, 달걀흰자

단백질은 동물성이든 식물성이든 우리의 신체 세포를 구성하는 주요한 성분이다. 단백질은 우리 몸이 정상적으로 기능하는 데 반드시 필요한 질소를 제공한다. 우리가 일상적으로 섭취하는 육류, 생선, 달걀, 유제품, 전분질 채소, 곡물 등에 단백질이 들어 있다. 단백질은 칼로리가 비교적 낮다는 이점과 영양 가치가 높다는 이점을 동시에 지녔다. 일부 식이요법들이 단백질을 매우 중요시하는 이유가 여기에 있다. 단백질 중에서도 식욕 억제 효과로 각광받는 것이 달걀흰자다. 달걀흰자는 100그램에 44칼로리밖에 되지 않으면서도 상당한 포만감을 제공한다. 달걀흰자는 지방과 콜레스테롤이 없고 다양한 방식의 요리가 가능하다. 완숙 달걀에서 노른자를 제외한 흰자 부분, 달걀흰자 오믈렛, 달걀흰자 수란은 생허브나 토마토와 잘 어울리고 맛도 좋다. 달걀흰자는 몇 시간 동안 포만감을 주기 때문에 군것질 하고 싶은 충동이나 그 밖의 균형을 깨뜨리는 식욕 충동을 막는 데 효과적이다. 술을 마시기 전에 달걀 두 알 분량의 흰자를 먹으면 감자 칩이나 땅콩을 마구 집어 먹지 않게 된다. 참고로 이러한 안줏거리의 칼로리는 어마어마하다. 최근의 과학적인 연구는 칼로리가 같더라도 탄수화물이나 지방이 풍부한 식사를 할 때보다 단백질이 풍부한 식사를 할 때 포만감이 더 오래간다는 것을 보여주었다. 단백질 섭취가 식욕 조절 중추에 포만감이라는 메시지를 전달하기 때문이다.

단백질이 풍부한 음식
- 육류와 가금류
- 달걀
- 생선
- 콩과 견과류(아몬드, 호두, 렌즈콩, 강낭콩 등)
- 유제품(요구르트, 치즈 등)

고추와 후추의 신비로운 효능

고추가 지방을 태운다

많은 사람들이 한 번쯤 엄청나게 매운 고추를 먹고 곤혹을 치른 경험이 있을 것이다. 효과는 당장 나타난다. 목이 심하게 타고, 몸에 열이 확 오르면서 땀을 뻘뻘 흘리게 된다. 미국의 연구자들은 이러한 현상을 관찰하고서 고추의 섭취와 체중 사이에 어떤 관계가 있지 않을까 의문을 품었다. 요컨대 고추에 지방을 연소하는 효과가 있지 않을까? 이 현상에 흥미를 느낀 과학자들은 피험자들에게 고추를 먹이고 그 결과를 관찰했다. 물론 그들은 고추가 에너지 소비를 자극하고 신진대사를 촉진할 것이라는 가설에서 출발했다. 실험 연구 결과, 고추가 든 음식을 섭취하면 실제로 체온이 상승하고(체내 열 발생 효과) 지방 연소가 활발해졌다. 미국 루이지애나의 배턴루지에서 실시한 또 다른 연구에서는 고추 한 개를 섭취할 때의 열량 소모 효과가 하루 약 50칼로리로, 그렇게까지 많지는 않다고 했다.

브레이크 후추와 액셀러레이터 소금

음식물에 포함된 염분은 우리 눈에는 보이지 않지만 과하게 섭취할 경우 건강에 독이 된다. 많은 과학자들이 이에 관해 경종을 울리고 있다. 고혈압, 심혈관계 질환, 위암, 골다공증과 과도한 염분 섭취의 상관관계는 현재 명백히 밝혀졌다. 최근에는 다발경화증 같은 자가면역질환과 과도한 염분 섭취 사이에도 어떤 잠재적인 상관관계가 있음을 밝히려는 연구가 있었다. 소금을 많이 먹으면 신체의 모든 부분에 타격을 입는다. 또한 소금이 식욕을 자극하는 효과가 매우 크다는 점도 지적하지 않을 수 없다. 식전주에 곁들이는 안주, 이를테면 땅콩이나 아몬드가 모두 짭짤하게 간이 되어 있는 것도 그 때문이다. 살을 빼려는 사람들에게 소금은 적이다.

그런데 하루에 섭취하는 염분이 많고 적음은 어떻게 확인할 수 있을까? 염분 섭취량은 절대로 명확히 파악할 수 없다. 아무도 자기가 하루에 소금을 얼마나 먹는지 정확히 측정할 수 없다. 햄 한 조각에 소금이 얼마나 들어갔는지, 오늘 저녁 요리에 소금이 얼마나 들어갔는지 일일이 파악하고 계산하기란 거의 불가능하다. 결국 양식良識에 기대는 방법뿐이다. 식탁 위에 아예 소금을 두지 말자. 맛을 보기도 전에 소금부터 넣는 습관을 버리자. 소금을 쓰지 않고 요리하는 습관을 들이는 것도 좋다. 식당에서도 무염 요리를 주문해보자. 식당에서 얼마나 손님의 주문에 맞게 요리를 내놓는지 시험할 좋은 기회도 되겠다……. 처음에는 음식이 맹탕에 밍밍하게 느껴질 것이다. 보름 정도는 계속 그럴 것이다. 식욕이 눈에 띄게 줄어든다. 그러다 보면 뇌에서 짠맛을 느끼는 민감도가 서서히 변할 것이다. 알기 쉽게 설명하자면 설탕 없이 커피를 마시는 습관을 처음 들일 때와 비슷하다. 일단 무설탕 커피에 익숙해진 사람은 누가 커피에 각설탕 한 조각만 넣어도 그 커피가 먹기 싫어진다. 섭식 환경 전체가 이런 식으로 달라진다. 다크초콜릿에도 일단 익숙해지면 백 퍼센트 다크초콜릿이 제일 좋고 밀크초콜릿은 못 먹는다. 사람 입맛이 이렇게 간사하다. 전에 맛

있던 것이 맛없어지기도 하고, 그 반대가 되기도 한다. 이때부터는 식이요법을 실천한다기보다는 그냥 다른 맛에서 즐거움을 찾으면 된다.

지나친 염분 섭취도 이런 식으로 해결할 수 있다. 저염식, 무염식에 길들여지면 짠 음식은 먹으라고 해도 못 먹는다. 그걸로 문제는 해결됐다. 이렇게 해서 혈관을 보호하고 위암에 걸릴 위험을 낮춘 거다. 게다가 식욕을 조절하는 것도 한층 수월해졌으니 금상첨화다. 우리가 부지불식간에 너무 많은 소금을 먹고 있다는 것은 이미 확인된 사실이다. 그러니 되도록 소금을 적게 먹는 습관을 들여야 한다.

후추는 살을 빼려는 사람들에게 아군이나 다름없다. 실제로 후추는 다이어트에 이로운 여러 가지 특성을 지녔다. 식욕을 억제할 뿐 아니라 위장에 가스가 차는 현상을 막아 소화를 돕는다. 후추의 새로운 특성이 하루가 다르게 하나 둘씩 밝혀지고 있다. 이를테면 지방 연소 효과가 있을 뿐 아니라 지방세포의 분화, 즉 지방이 축적되는 과정도 억제하는 것으로 보인다. 최근에도 후추의 이 놀라운 효능을 분석하기 위한 다수의 연구가 진행되었다. 연세대학교 생명공학과의 김경진 교수팀은 생쥐 실험으로 후추의 비만 개선 효과를 입증했다. 후추가 콜레스테롤 수치를 낮춰준다는 연구들도 있다. 캐나다의 한 연구팀은 달고 기름진 음식을 섭취하는 여성에게 적후추가 어떤 효과를 미치는지 실험했다. 그 결과, 음식에 후추를 많이 넣을수록 몸에 열이 나면서 에너지와 열량 소모가 커지는 것으로 밝혀졌다. 일본의 연구팀이 남성의 후추 섭취를 조사한 연구에서도 동일한 결과가 나왔다.

그러니 소금 대신 후추를 쓰는 것도 좋은 방법이다. 가루 형태로만 판매하는 회색 후추, 그리고 녹후추, 흑후추, 백후추의 색상 차이는 후추 열매가 어느 정도로 익었을 때 수확하느냐에 달렸다. 단, 분홍후추는 종류 자체가 다르고 섭취량도 제한해야 한다. 이 열매에는 독성이 있기 때문에 많이 먹으면 두통, 호흡기 장애, 설사, 치질이 생길 수 있다. 분홍후추를 좋아하는 사람이라면 반드시 요리에 몇 알 넣는 정도로 사용량을 제한해야 한다.

시판용 후추는 대개 방사선 처리를 거친 제품이다. 후추 농장에서는 후추 열매를 따서 그냥 땅바닥에 늘어놓고 말리기 때문에 여러 가지 균이 있을 수 있다. 후추 1그램당 살모넬라균이나 박테리아가 백만 마리씩 검출되는 경우도 드물지 않다. 하지만 겁먹을 필요 없다. 방사선 처리로 살균된 제품은 마음 놓고 먹어도 된다. 방사선 처리는 식품 속의 박테리아를 죽이기 위한 방법일 뿐, 소비자의 건강에는 해를 끼치지 않는다.

디저트로
다이어트 하기

최근에 한 이스라엘 연구팀이 세간의 통념 하나를 뒤집었다. 아침에 달콤한 후식을 먹는 것이 체중 감소에 도움이 된다는 연구 결과를 발표한 것이다. 과체중인 사람들을 두 집단으로 나누어 동일한 다이어트 식단을 따르게 하되 한쪽은 아침식사 후에 항상 후식을 먹게 하고 다른 쪽은 후식을 먹지 못하게 했다. 그 결과, 첫 번째 집단의 다이어트 효과가 두 번째 집단보다 크게 나타났다. 두 번째 집단은 맛있는 후식도 못 먹고 다이어트까지 뒤처졌으니 두 배로 억울했을 것이다. 아침에 후식을 먹은 사람들은 배고픔을 덜 느꼈고 오후 시간에 달콤한 주전부리 생각도 덜 했다. 연구자들이 이러한 현상의 이유를 밝혀냈다. 아침에 먹는 후식에 그렐린, 즉 식욕 촉진 호르몬의 분비를 억제하는 효과가 있다는 것. 아침을 다이어트의 '금기 중 금기'로 시작한 사람들은 일단 당분부터 확보한 셈이다. 과체중 인구 193명을 대상으로 한 이 실험에서, 이 저명한 연구팀은 아침에 먹는 후식이 하루 동안의 공복감을 조절해준다는 결론을 내렸다.

물론 달콤한 후식이야 항상 마다하는 게 몸매 유지에 이로울 것이다. 하지만 모두가 후식을 즐기는데 매번 혼자서만 후식을 사양하기도 어렵고, 식당 메뉴판에 하필 사족을 못 쓰는 후식이 있다면 포기하기도 쉽지 않다! 이럴 때 나는 후식 대신 녹차 한 잔을 마실 것을 추천한다. 혼자 빈 접시를 앞에 둔 채 남들이 후식 먹는 모습을 추접스럽게 구경하지 않아도 되거니와 녹차에는 그 이상의 효과도 있다. 최근에 스웨덴 연구팀은 식후의 녹차 한 잔이 포만감을 두 시간이나 연장하는 효과가 있음을 입증했다.

즐거운 식이요법

양껏 먹어라

톡 까놓고 말해보자. 이른바 소분한 진공포장 식품이나 냉동식품을 구매하는 건 참 유감스러운 일이다. 제품 포장 사진을 보면 구미가 당기고 표시된 칼로리도 높지 않지만, 결국 먹는 행위에서의 좌절감만 한 번 더 경험하게 된다고 할까. 간에 기별도 안 갈 것 같은 음식이 딱하기도 하거니와 먹는 사람도 괜히 벌 받는 기분이 든다. '적게 먹고 가볍게 살자'가 꼭 능사는 아니다. 제대로 먹어야 할 끼니때에 새 모이만큼 깨작거리다 말면 하루 종일 식욕 충동을 다스리기 힘들다. 최근에 영국의 한 초등학교 여학생이 블로그를 만들어 학교 급식

사진을 올렸다가 공분을 일으켰다. 이 학생은 그저 급식 사진을 찍어서 올리고 그 부실한 식사를 몇 입이면 다 먹는지 기록했을 뿐이다.

나는 다이어트용 조리 식품 여러 종을 직접 검사해보았다. 보통 서너 번 떠먹으면 끝이었다. 게다가 이런 제품이 조리가 훌륭하고 맛있기까지 하다면 좌절감은 더 커진다. 식욕을 걷잡을 수 없게 자극해놓고서 손가락만 빨고 있으라는 것과 뭐가 다른가.

포만감을 얻고 싶다면 생리적인 요소와 심리적인 요소를 함께 고려해야 한다. 푸짐해 보이는 음식을 먹고 배부르다고 느낀다면 심리적인 요소가 충족된 거다. 실제로 음식을 어느 정도 섭취해 위장 내벽의 압수용체가 자극받아 기분 좋은 포만감을 불러온다면 생리적인 요소가 충족된 거다. 어떤 식품은 양은 많아 보이는데 칼로리는 매우 낮다. 버섯(100그램당 14칼로리), 토마토(100그램당 21칼로리)가 대표적인 예이고, 찐 감자도 100그램당 85칼로리밖에 되지 않는다. 버섯, 토마토, 찐 감자로 샐러드를 만들어 생허브와 소량의 발사믹식초를 곁들인다면 샐러드 볼로 한가득 먹어도 칼로리 걱정 없이 포만감을 얻을 수 있다.

음미하라, 지금 이 순간을

아침에 커피 한 잔을 마시는 동안에도 생각은 이미 오늘 하루가 어떻게 흘러갈까에 쏠려 있다. 자신을 미래에 투사하다 보면 현재를 잊는다. 지금 마시는 음료가 뭔지도 이미 모르겠다. 바로 이 순간에 눈을 감고 커피의 풍미, 적당한 온도, 잔에서 풍겨 나오는 향에 집중해야 한다. 완벽하지 않은 부분은 개선하면 된다. 여러분은 더 기분 좋은 환경을 조성할 수 있다. 이를테면 다른 브랜드의 커피를 마시면서 맛의 미묘한 차이를 비교한다든가, 좋은 미네랄워터를 고른다든가, 커피 끓이는 방법을 바꿔본다든가, 예쁘고 섬세한 도자기 잔을 준비한다든가. 오직 나만을 위해 새로운 즐거움과 희열의 세계를 건설해보자. 큰돈 들이지 않고도 절묘하고 섬세한 감각을 발견할 수 있고, 그러한 감각들을 음미하는 법을 배워야 한다. 지금 이 순간 내가 하는 일에만 집중하자. 그렇게 집중함으로써 다시 한번 스스로 주인공이 되어 더 많은 즐거움에 마음을 열 수 있다. 한 잔의 커피에 대해서나, 삶의 또 다른 여러 순간에 대해서나 다 마찬가지다. 현재에 집중하고 지금 이 순간의 기분을 쾌적하게 끌어올리는 데 도움이 되는 세부 사항을 챙길 줄 알아야 한다.

크게 힘들이지 않고 살을 빼는 방법도 이와 다르지 않다. 딴생각을 하면서 기계적으로 밥을 먹어치우는 사람은 자기도 모르게 너무 많은 양을 먹게 된다. 반면 한 입 한 입 음미하며 꼭꼭 씹어 먹는 사람은 음식의 맛을 제대로 느끼고 만족감도 느끼기 때문에 체중 관리도 한결 수월하다. 먹을 만하지도 않은 음식으로 살을 찌우는 것만큼 안타까운 일도, 또 그만큼 건강에 나쁜 것도 없다.

2

움직여야
깨어난다

> "인류는 움직일 수 없는 자, 움직일 수 있는 자,
> 움직이는 자, 이렇게 세 부류로 나뉜다."
>
> — 벤저민 프랭클린

식생활에 대한 몇 가지 고정관념을 버렸다면, 이제 몸을 움직이고 에너지를 발산해 체중을 조절하는 것이 중요하다. 우리 삶은 정체되어 있고 스트레스도 많으니 그러기가 늘 쉽지만은 않다. 방법은 하나뿐, 일단 움직이고 보는 거다! 운동은 매일 양치질을 하는 것만큼 중요하다. 실제로 규칙적인 신체 활동은 온갖 원인으로 인한 사망률을 38퍼센트나 낮춰주고 심혈관계 질환을 비롯한 각종 질병의 개선 효과를 나타낸다. 또한 운동은 비만과 노화를 막아준다. 좀 독한 구석이 있는 사람이라면 체중 조절과 신체의 젊음을 되찾는 데 도움이 될 만한 놀라운 보완책을 하나 더 쓸 수 있겠다. 그런 의미에서 단식 요법도 별도로 살펴보자.

운동은
예방주사다

편안한 좌식 생활의 그림자

좌식 생활이 위험하다는 건 주지의 사실이다. 우리는 매일매일 필요 이상의 칼로리를 섭취하고 있으니 앉아만 지내는 생활이 이로울 리 없다. 프랑스의 경우, 남성은 1일 평균 2200칼로리를 섭취하고 여성은 2500칼로리를 섭취한다. 반면 장수長壽의 고장으로 유명한 일본 오키나와의 주민들은 일본 내 다른 지역 사람들보다 하루에 6백 칼로리 정도를 덜 먹는다고 한다. 하루에 소모하는 칼로리를 백 칼로리씩만 더 먹어도 1년이면 3킬로그램이 몸뚱이에 붙는다. 칼로리의 섭취와 소모가 얼마나 중요한지 이해하고도 남을 것이다. 그런데 주의하자. 날씬하다고 다 건강한 것은 아니다. 여기서 확실한 차이를 낳는 것은 바로 규칙적인 운동이다. 실제로 식이요법으로 살을 뺀 사람이 요요 현상을 겪지 않고 체중을 유지하려면 운동이 무엇보다 중요하다. 식이요법으로 체중 감량에 성공한 사람의 95퍼센트가 2년 뒤에는 본래 체중으로 돌아간다는 사실을 감안하건대, 그 중요성은 아무리 강조해도 지나치지 않다.

그런데 또 한 가지 주의하자. 저울의 숫자가 반드시 중요한 건 아니다. 사실 지방보다 근육이 더 무겁다. 키가 같다면 근육이 발달한 사람이 체지방이 웬만큼 있는 사람보다 더 무거울 수 있다. 많은 사람이 운동을 하면 무조건 살이 빠진다고 잘못 생각하고 있다. 하지만 운동은 신체 건강을 관리하는 전반적인 과정의 일환으로 봐야 한다. 운동이 건강에 가져다주는 유익함은 오랜 시간을 들이지 않고도 알아볼 수 있다. 과학기술이 약진하면서 이제 운동이 건강에 미치는 효과를 정확히 측정할 수 있게 되었고, 어떤 운동을 얼마나 자주 해야 최적의 효과를 얻는지도 알아낼 수 있다.

운동이 백신인 이유

규칙적으로 운동을 하면 무엇보다 심혈관계 질환을 예방할 수 있다. 이 긍정적인 효과를 이해하기 위해 연구자들은 신체 활동을 여러 단계에서 분석하고 규명했다. 운동을 하는 동안 우리 몸의 심장은 더 많은 산소를 요구한다. 이 요구에 부응하려면 혈류량을 늘려야 해서 심장박동이 빨라진다. 적혈구를 통해 신체에 산소를 공급하는 역할을 하는 것이 바로 심장이기 때문이다. 심장박동 수가 증가하면 신체는 더 많은 산소를 쓴다. 산소는 우리에게 꼭 필요하지만 세포를 약화시킨다는 점에서 인체에 일종의 독처럼 작용하기도 한다. 이것은 연비 나쁜 차가 조금 달리고 마는 격이다. 그런데 운동을 통해 심장이 빠른 박동에 차차 익숙해지면 운동을 하지 않을 때는 반대로 심장이 천천히 뛴다. 그래서 운동선수들의 심장박동 수는 대체로 적다. 게다가 심장박동 수가 적어질수록 건강에 좋다는 사실은 이미 입증되었다. 자동차에 계속 비유하자면, 다소 느리게 달릴 때 연비가 좋아지는 원리를 생각해볼 수 있다.

> **청고래, 영원의 상징**
>
> 청고래는 현존하는 동물 가운데 단연 몸집이 가장 크다. 청고래는 장수하는 동물로도 잘 알려져 있는데, 보통 80년쯤 살지만 경우에 따라서는 130년까지도 살 수 있다고 한다. 청고래의 몸길이는 30미터가 넘고 몸무게는 180톤까지 나간다(공룡이 약 90톤이라는 점을 참고할 것). 무엇보다 흥미로운 것은, 청고래의 몸무게와 기수명의 상관관계다. 보통 동물의 몸집이 클수록 장수할 확률도 높다고 본다. 그런데 인간은 정반대다. 인간은 체중이 많이 나갈수록 평균수명이 짧아지는 경향이 뚜렷하다. 청고래를 생리학적으로 자세히 살펴보면 심장박동이 굉장히 느리다는 점에 주목하게 된다. 이 동물은 수면에 올라와 있을 때는 1분에 8회씩 심장이 뛰지만, 심해에 내려가 있을 때는 심장박동 수가 4회까지 떨어진다.

가만히 있을 때도 심장박동이 너무 빠르다고 해서 겁먹을 필요는 없다. 보통 사람의 심장박동 수는 1분에 60회 정도다. 심장박동 수가 너무 높게 나오면(이른바 '심계증'이면) 의사가 진찰을 해 원인을 밝혀낼 것이다. 심계증의 원인은 다양하다. 일시적으로 힘을 많이 썼거나, 열이 나거나, 알코올음료를 과용했을 수 있다. 스트레스, 탈수 증상, 흥분, 갑상선 기능항진도 원인일 수 있다. 이런 원인 말고도 순전히 심혈관계 자체의 원인(심장 기능 부전, 폐혈전 등)이 있을 수 있다. 만약 의사가 몸에는 아무 이상이 없고 그저 원래 심장박동이 좀 빠른 편이라고 말한다면 이 심장박동을 늦추고 오래 살 가능성을 높일 아주 좋은 방법이 있다. 매일 30~40분씩 경보, 자전거, 수영 같은 유산소운동을 하는 것이다.

신체 활동은 당과 지방을 연소한다. 혈당과 나쁜 콜레스테롤은 낮춰주고 아테롤성 동맥경화, 반마비(반신불수), 심근경색, 하지동맥염을 막는 데 도움이 된다. 규칙적인 운동은 제2형 당뇨의 소질을 60퍼센트나 떨어뜨리는 효과가 있다고 밝혀졌다. 그리고 혈류량의 증가는 심장의 수축과 이완 기능에 또 다른 이로운 효과를 미친다. 심장에 영양을 공급하는 관상동맥 옆에 작은 혈관들이 차차 형성되어 혈류를 개선하기 때문이다. 발전기의 '주 전선'에 병렬회로를 만들어놓으면 유사시에 비상용 발전기처럼 요긴하게 쓸 수 있는 것과 마찬가지다. 규칙적으로 단련한 심장은 쉽게 지치지 않고, 더 능률적이며 심근경색의 위험에도 잘 맞선다.

운동의 이로운 효과로, 결장암, 전립선암, 유방암의 발병률 또한 낮출 수 있다. 그런데 무엇보다 놀라운 연구 결과는 운동이 치매를 막는다는 것이다. 치매 인구는 점점 더 늘어만 가는데, 현재 의학은 이 병의 진행을 늦추는 치료 외에는 아무것도 할 수 없다. 하지만 운동을 하면 뇌의 혈액순환이 개선되고 산소 공급이 원활해져 기억력 같은 지적 기능에도 도움을 준다. 또한 새로운 뉴런의 생성을 촉진한다는 점에서 운동은 학습 능력과 기억력도 증진시킨다. 이로써 치매의 발병을 현저히 늦출 수 있다는 얘기다.

> **콜레스테롤**
>
> 콜레스테롤은 세포막 형성과 일부 호르몬, 비타민D의 합성에 관여하기 때문에 신체에 꼭 필요한 지방질이다. 우리 몸의 콜레스테롤은 3분의 2는 간에서 만들어지고, 3분의 1은 음식물 섭취를 통해 공급된다.

어디서, 어떻게 운동할까?

규칙적인 운동과 건강의 관계를 알았다면 이제 실천하는 일만 남았다. 그런데 바로 이 시점에서 우리는 약해진다! 새해 결심으로 호기롭게 '운동'을 외쳐놓고 지키지 못하는 사람이 얼마나 많은가! 헬스클럽 회원권을 끊어놓고 몇 번 가지도 않고, 비싸게 산 운동기구는 방구석에 처박혀 있고……. 자기 자신에게 하는 변명은 늘 똑같다. '시간이 없어. 휴가 때부터 할 거야.' 이렇게 실천을 미루는 습관이 결국 우리 건강에 해를 끼치고 만다. 운동은 당장 해야 한다. 이제 어떤 운동을 얼마나 자주 할 것인가라는 문제가 남는다. 운동을 제대로 배우거나 할 시간이 정말로 없다면 경보, 자전거, 달리기처럼 간단하고 비용도 거의 들지 않는 운동을 추천한다. 경보는 가장 쉬운 운동이지만 그렇다고 해서 아무렇게나 해도 되는 운동은 아니다. 경보로 운동 효과를 보려면 30분간 쉬지 않고 3킬로미터 정도를 걸어야 한다. 처음 20분 동안은 주로 당이 연소된다. 그 효과도 만만치 않지만 핵심은 그다음에 이어지는 10~20분에 있다. 이 단계에서는 나쁜 지방이 연소되기 때문이다. 도시에서는 보도가 복잡하거나 빨간 신호등에 걸릴 때마다 멈춰 서야 하기 때문에 경보를 하기가 쉽지 않다.

경보, 자전거, 달리기가 어렵다면 아령 한 쌍을 들어 올리는 운동으로도 역시 이로운 효과를 볼 수 있다. 미국 연구진은 아령 운동이 건강에 미치는 효과를 입증했다. 일주일에 2시간 30분 정도 작은 아령(대형 마트 같은 곳에서 쉽게 구입할 수 있는 아령)으로 팔운동을 하면 제2형 당뇨를 앓을 위험이 34퍼센트 줄어든다고 한다. 원리는 간단하다. 근육은 당을 엄청나게 소모하기 때문에, 근육이 발달할수록 더 많은 당이 연소되는 것이다.

당뇨

당뇨는 신체가 섭취한 음식물의 당(포도당)을 흡수하고 조절하는 기능의 이상 증상이다. 우리가 음식을 통해 받아들이는 당은 원칙적으로 신체의 에너지원이다. 정상인의 경우, 췌장에서 분비되는 인슐린이 당을 신체에 퍼뜨리고 혈당을 조절하는 역할을 한다. 정상적인 혈당치는 70~110(mg/dl)이다. 당뇨병 환자는 이러한 과정이 제대로 이뤄지지 않아 혈당이 매우 높게 나타난다. 당뇨병은 크게 제1형

> (인슐린 의존성 당뇨)과 제2형(인슐린 비 의존성 혹은 지방성 당뇨)으로 구분한다. 제1형 당뇨는 비교적 젊은 사람들에게도 나타나며 인체가 인슐린을 만들어내지 못하는 것이 원인이다. 제2형 당뇨는 주로 나이 많은 사람들에게서 나타나며 인슐린이 분비되기는 하지만 충분히 제 기능을 하지 못하는 것이 문제다. 제2형 당뇨는 전체 당뇨의 85퍼센트를 차지할 정도로 많은데, 주로 뚱뚱하고 신체 활동이 부족한 사람들이 걸리기 쉽다.

계단의 기적

정말로 운동을 하기 힘들다고 해도 그 핑계로 빠져나갈 수는 없다! 누구나 매일 할 수 있는 아주 간단한 운동, 바로 계단 오르내리기가 있기 때문이다. 제네바 병원의 메예르Meyer 교수팀은 계단을 오르내리는 활동이 실제로 건강에 유익한지 알아보는 연구를 실시했다(2010년). 연구진은 석 달간 77명의 피험자들에게 매일 21층까지 계단을 올라갔다 내려오게 했다. 그 운동 효과는 연구진의 예상을 훨씬 뛰어넘는 것이었다. 계단 오르내리기를 하면 실제로 살이 빠진다. 피험자들은 평균 550그램의 체중이 감소했으며 복부 둘레가 1.5센티미터 줄었다. 허리둘레와 심혈관계 질환 발병률이 비례한다는 사실을 안다면 이 결과의 중요성을 납득할 것이다. 피험자가 계단을 올라가거나 내려가면 칼로리 카운터가 돌아가기 시작한다. 계단을 한 칸 오를 때마다 0.11칼로리가 소모되고 계단을 한 칸 내려갈 때는 0.05칼로리가 소모된다. 계단 오르내리기를 매일 15분씩 하면 150칼로리가 소모되고 30분을 하면 3백 칼로리가 소모된다. 크루아상 하나만큼의 칼로리를 30분 동안 덜어내는 셈이다. 따라서 매일 21층까지 계단으로 오르내리는 사람은 1년 후에 적어도 2킬로그램이 빠져 있을 것이다. 심지어 좀 게으른 방법도 보상을 받을 수 있다. 엘리베이터를 타고 21층까지 올라갔다가 내려올 때만 계단을 이용해도 1년에 1킬로그램은 뺄 수 있다.

계단이 건강에 가져다주는 유익함은 이걸로 끝이 아니다. 계단 오르내리기는 심혈관계 질환 예방에도 좋다. 이 사실을 입증한 최초의 연구는 이미 1953년에 저명한 의학 저널 《더 랜싯 *The Lancet*》에 발표되었지만 당시에는 이목을 끌지 못했다. 문제의 연구는 런던에서 일하는 버스 운전사와 검표원들이 대상이었다. 운전사는 하루 종일 앉아서 일하지만 검표원은 하루 여덟 시간 동안 계단을 오르내린다. 연구 결과, 검표원들은 심혈관계 질환을 앓는 비율이 운전사들의 절반밖에 되지 않았다. 이 연구를 이끌었던 모리스 Morris 교수는 여기서 심혈관계 질환의 발병 가능성이 우리의 생활 방식과 밀접한 관계가 있다는 결론을 내렸다.

그 후 여러 연구를 통해 계단이 건강에 끼치는 유익한 영향의 근거와 방식이 조명되었다. 실제로 엘리베이터와 에스컬레이터를 타지 않고 항상 계단을 이용하기로 결심하고 실천하면 혈압이 눈에 띄게 낮아진다. 계단을 올라갈 때는 혈압이 높아지지만 일단 멈춰 서면 점점 떨어지다가 비교적 낮은 수준에 머문다. 고혈압은 심근경색, 반마비 등을 불러오기 십상이니 혈압 관리가 얼마나 중요한지는 굳이 말하지 않아도 알 것이다. 앞서 언급했던 스위스 메예르 교수팀의 피험자들도 혈압이 평균 1.8퍼센트 떨어진 것으로 나타났다. 점진적으로 혈관을 막는 콜레스테롤 수치도 3퍼센트 낮아졌다. 석 달 후 피험자들의 폐활량이 6퍼센트 증가했으니, 신체 조직에 대한 산소 공급도 그만큼 원활해졌다고 할 수 있다.

규칙적인 운동은 선택이 아니라 필수다. 아니, 나는 차라리 건강하게 살아가기 위한 권리라고 말하겠다. 프롤로그에서도 명시했듯이 하루 30분씩 운동을 하면 암, 치매, 심혈관계 질환 발병률이 40퍼센트 떨어진다. 그저 여러분의 집이나 회사에서 계단을 오르내리는 것만으로도 그렇게 될 수 있다. 손익을 따져보자. 하루에 21층까지 걸어서 올라가는 게 그렇게나 힘든 일일까? 폐활량이 좋아지고, 혈압과 나쁜 콜레스테롤 수치는 떨어지고, 두둑한 뱃살을 떼어놓고 살 수 있다는데? 그것이 에스컬레이터와 엘리베이터를 포기하는 자들에게 주어질 보상이다. 이렇게 큰 상이 걸려 있으니, 일분일초도 지체할 것 없이 일단 시작하고 보자.

젊어지고 싶다면, 굶어라

우리의 세포 깊은 곳에는 놀라운 기능이 숨겨져 있다. 그 기능 덕분에 신체는 절로 쇄신되고 다시금 젊어진다. 간헐적 단식이라는 아주 특별한 섭식 방법이 신체의 이러한 역량을 잠에서 깨울 수 있다.

풍요는 건강의 적이다

수천 년 전, 인간이 사냥과 채집으로 살아가며 추위와 위험을 이겨내고 먹을 것 없는 시기를 버텨야 했던 시절의 일이다. 당시 인간의 몸은 자연스럽게 간헐적으로 아무것도 먹지 않고 양식이 없는 시기를 견뎌내는 방향으로 적응했다. 그렇게 우리 조상들의 몸은 외부 환경과 상관없이, 일단 축적된 지방을 신체 건강을 유지하는 데 필요한 연료로 사용했다. 그 시절에는 신장 170센티미터에 체중 70킬로그램의 남성은 15킬로그램가량의 체지방만으로 40일을 먹지 않고 버틸 수 있었다. 남극에 사는 펭귄 같은 동물도 오로지 자기 체지방만으로 추위 속에서 몇 달을 버틴다.

한 해 중 특정한 시기에 금식을 지키는 여러 종교의 전통은 마치

저 까마득한 과거가 보내는 신호처럼 인간 안에 잠든 비밀스러운 힘을 새삼 깨닫게 한다.

금식은 종교에 따라 상이한 방식으로 제안된다. 가톨릭이나 정교회에서는 금식이 신에게 더 가까이 다가가기 위한 고행의 의미를 띤다. 금식은 자진해 음식을 거부하는 행위다. 신도는 하루 한 끼만 금식하기도 하고 금육禁肉처럼 특정 음식만 멀리하기도 한다. 이슬람교에서 금식 기간은 자기 자신을 돌아보고 개선하는 시간이다. 유대교에는 '욤 키푸르'(속죄의 날)가 있고, 힌두교는 음력으로 매달 열한번째 날을 금식일로 정해두었다. 종교를 막론하고 금식은 신도들이 신에게 다가가기 위한 영성 훈련의 하나다. 종교적인 금식은 인간이 한동안 음식을 먹지 않고도 별문제 없이 지낼 수 있음을 보여준다. 단, 어느 종교에서든 병자, 노약자, 임신부의 금식은 금한다.

인간의 몸은 이렇듯 수백 년에 걸쳐 식량이 부족한 상황에 완벽하게 적응해왔다. 우리의 생명 물질은 결핍에 대처할 수 있는 반면, 지금의 과잉에는 어떻게 맞서야 할지 알지 못한다. 풍요가 우리 건강의 적이다. 과거에는 먹을 것을 구하기 위해 많이 움직였지만 지금은 장시간 꼼짝하지 않는 생활 방식이 상황을 더욱 악화시키고 있다. 하지만 우리의 세포 깊숙한 곳에는 일종의 보호 기제가 마치 조상들이 물려준 비밀스러운 보물처럼 고이 숨겨져 있다. 최근의 연구들은 간헐적 단식으로 이 오래된 보호 기제가 다시 활성화될 수 있음을 보여준다.

의학적으로 밝혀진 간헐적 단식의 이로움

우선 전적인 단식과는 구분해야 한다. 정치적 단식(단식 농성)의 경우에는 몇 주간 아무것도 먹지 않기도 한다. 반면 하루나 비교적 짧은 기간에 그치는 종교적 금식도 있다. 단식 방법이 달라지면 여기에 관여하는 생물학적 기제도 근본적으로 달라진다.

간헐적 단식은 일정 시간 동안 자진해 음식 섭취를 거부하는 것이다. 그러나 단식을 하는 동안에도 물이나 칼로리 없는 음료는 얼마든지 마셔도 된다. *단, 간헐적 단식을 하는 사람은 반드시 주치의에게 단식을 해도 괜찮은지 자문을 구해야 한다.* 단식은 마지막 식사 시각으로부터 여섯 시간 후에 시작된다. 그때부터라야 새로운 생물학적 기제가 작동할 수 있다.

공복 시간에 따라 16시간 단식, 24시간 단식 등의 다양한 방법이 있을 수 있고, 이틀에 하루, 일주일에 하루, 열흘에 하루 등으로 단식을 실시하는 주기도 여러 가지다. 간헐적 단식은 다이어트뿐만 아니라 류머티즘, 알레르기, 천식 같은 염증성 질환에도 긍정적인 효과가 있으니 더욱 놀랍다. 16~24시간 동안 단식을 하면 우리 몸의 오래된 생물학적 기억이 활성화되면서 영양 공급 부족에 대처하는 방향으로 보호 기제가 가동한다. 놀랍게도 칼로리 제한, 즉 단순히 적은 양을 먹는 다이어트와 일정 기간 동안 아예 아무것도 먹지 않는 간헐적 단식은 전혀 다른 방식으로 작용한다.

이미 여러 나라가 (의사와의 상담 아래) 간헐적 단식 열풍에 빠졌다. 특히 독일은 간헐적 단식을 크게 주목해왔다. 이미 수십 년 전부터 의학 연구진들은 여러 현상을 규명했다. 우선, 단식을 시작하고 12시간 후에는 아드레날린과 노르아드레날린의 분비가 다소 증가하기 때문에 사람이 예민해진다. 이때는 집중력이 높아지고 머리가 빨리 돌아간다. 덕분에 우리의 먼 조상들은 오랜 공복 상태에서도 사냥을 잘 할 수 있었을 것이다. 또한 독일 의학자들은 이런 유의 단식이 평균 수명을 늘리고 질병에 대한 저항력을 키워준다고 보고 있다. 우리 몸은 손상된 세포가 있으면 일단 그 세포를 파괴하고 교체하는 쪽이 편하다고 본다. 하지만 이러한 편의가 노화를 가속화한다. 반면 간헐적 단식에 들어간 몸은 손상된 세포를 제거하지 않고 회복시키는 쪽을 선택한다. 이로써 에너지 소모가 절감되고 DNA 복제 오류의 위험도 (특히 노년층의 경우에) 줄어든다. 독일 연구진은 간헐적 단식이 혈당을 떨어뜨리고 인슐린 저항성 인자들을 감소시킨다는 점에도 주목했다. 마지막으로, 이들은 간헐적 단식이 활성산소(프리래디컬)의 생성을 억제한다고 보았다. 활성산소는 불안정한 상태의 산소 분자로, 이 불안정성을 상쇄하기 위해 다른 세포들과 결합하려는 성질이 있다. 이 과정에서 우리 몸의 세포들은 (마치 금속에 녹이 슬듯) 손상을 입는다.

여러 종교에서 실시하는 간헐적 단식은 우리에게 생각할 거리를 안겨준다. 간헐적 단식과 암 발병의 관계를 다룬 미국 베리건Berigan 교수팀의 연구는 특히 흥미롭다. 이 연구팀은 대표적인 암억제유전자P53가 제거되어 일찍 죽을 수밖에 없는 생쥐들을 실험 대상으로 삼았다. 간헐적 단식을 실시한 생쥐 집단의 암 발병률은 매일 꼬박꼬박 먹이를 먹었던 생쥐 집단에 비해 20퍼센트 더 낮았다. 이 연구 결과는 세포 복원 체계를 가동하는 생물학적 변화가 실제로 있음을 보여주었다. 그리고 웬만큼 효과를 보려면 주 1회는 간헐적 단식을 해야 한다는 주장을 입증한 연구들도 있다.

> **세포의 교체**
>
> 우리 몸은 24시간 가동 중인 공장과 같다. 이 몸을 구성하는 약 60조 개의 세포 가운데 상당수는 매일 교체된다. 적혈구든 위장 세포든 각각의 세포는 모두 나름의 교체 주기가 있다. 핵심은 우리가 늙어갈수록 세포들이 교체되기 위해 자기 복제를 하는 과정에서 오류가 많이 발생한다는 것이다. 잘못 복제된 세포는 암세포가 되어 또 다른 비정상 세포들을 낳는다. 나이가 들수록 복제 오류의 위험은 커진다. 그렇기 때문에 동일한 위험 인자라고 해도 연령에 따라 그 파급 효과는 다르다. 똑같이 하루 한 갑씩 담배를 피우더라도 스무 살 청년이냐 일흔 살 노인이냐에 따라 그 위험도는 다르다. 나이 많은 사람의 세포 복제 기제가 훨씬 더 취약하다.

> **먹지 않고 10년을 버티는 '사람물고기', 동굴영원**
>
> 동굴영원(동굴도롱뇽붙이)은 몸길이 20~40센티미터, 몸무게 15~20그램의 기묘한 양서류다. 피부가 사람의 피부와 비슷하다고 해서 '사람물고기'라고도 부른다. 동굴영원은 양서류로는 드물게도 수명이 백 년이나 된다. 그런데 다른 동물들이 대

개 죽어나갈 상황에서도 이 동물은 끄떡없으니 그 점이 더욱 놀랍다. 동굴영원은 10년간 아무것도 먹지 않고 버틸 수 있으며 산소 없이도 사흘을 산다! 일단 이 동물은 에너지를 극도로 아낄 줄 안다. 정상적인 환경에서 동굴영원의 활동 시간은 하루에 5분 정도다. 프랑스에서 두 연구팀이 이 놀라운 능력에 주목했다. 실제로 동굴영원은 자신이 비축한 에너지를 완벽하게 관리하는 듯 보인다. 에너지는 최적화해서 사용하고 노폐물은 거의 생성하지 않는다. 동굴영원의 세포에나 인간의 세포에나 에너지대사의 중추인 미토콘드리아는 똑같이 있다. 다만 이 동물의 미토콘드리아는 예외적인 효율성을 자랑한다. 미토콘드리아가 제공하는 아데노신삼인산ATP이 산소를 아주 조금 쓰면서 신체의 생화학 반응을 끌어낸다. 이로써 일종의 선순환이 이뤄진다. 연료를 조금 쓰고 유기체에 거치적거리는 노폐물도 거의 배출하지 않으니 자연 여과 장치가 더러워질 일도 없다. 동굴영원의 장수 비결은 아마도 최소한의 섭취에서 최대한의 에너지를 끌어내고 세포를 일찌감치 손상시키는 노폐물을 거의 만들지 않는 데 있을 것이다. 이 생태주의와 지속 가능한 개발의 귀재를 사회적 차원에서나 과학적 차원에서나 눈여겨봐야 하지 않을까.

살드만의 추천 단식법

단식 방법과 기간은 사람마다 크게 달라져야 한다. 일단 저혈당증이 있는 사람에게는 단식을 금한다. 혈당이 너무 떨어져서 머리가 멍해지고 식은땀이 나며 심한 피로를 느끼게 되기 때문이다. 저혈당인 사람은 자기가 음식을 먹지 않고 오래 버틸 수 없다는 점을 잘 알 것이다. 어떤 경우든 간헐적 단식을 실천하려는 사람은 먼저 주치의의 허락을 받아야 한다.

간헐적 단식은 보통 16~24시간 동안 공복을 유지한다. 예를 들어 하루에 한 끼만 먹는 것도 간헐적 단식이 될 수 있다. 단식 방법이 어떻든 간에 물이나 칼로리 없는 음료는 충분히 마셔야 한다. 24시간 공복도 별 무리가 없는 사람이 있는가 하면 16시간 이하의 공복이 잘 맞는 사람도 있다. 저마다 자기에게 가장 적합한 리듬을 찾아야 한다. 어떤 사람은 1일 1식을 하되 아침에 과일을 조금 먹는다. 어떤 사람은 원래 점심은 5분이면 끝나는 샌드위치로 때웠기 때문에 아무 어려움 없이 1일 2식으로 넘어간다. 단식은 바쁘게 일해야 하는 평일이 더 쉽다. 휴일에는 집에 있으면서 괜히 냉장고 근처를 왔다 갔다 하게 되기 때문이다. 한 가지만 주의하라고 말하고 싶다. 간헐적 단식 직후의 첫 번째 식사 때 폭식을 해서는 안 된다는 것이다. 폭식을 피하는 방법은 간단하다. 단식에 들어가기 전에 그 첫 번째 식사 메뉴를 정해놓고 절대로 바꾸지 않는 것이다.

　나는 간헐적 단식을 실천했던 사람들에게 놀라운 체험담을 여러 차례 들었다. 배고픔을 느끼지 못했다는 말도 많이 들었다. 그들은 그동안 그저 기계적으로, 배가 고프지 않은데도 끼니때가 됐으니까 식사를 챙겼던 것이다. 사실 이런 사람들은 정해진 끼니때보다 한참이 지나서야 진짜 허기를 느낀다. 내 환자들 중에도 단식으로 효과를 봤다는 사람이 여럿 있다. 덜 피곤하다, 머리가 잘 돌아간다, 기력이 좋아졌다, 안색이 밝아졌다, 두통이 사라졌다……. 전반적으로 긍정적인 느낌, 건강한 기분에 더 가까워졌다.

간헐적 단식은 잠들어 있는 동안 세포의 회복 기제가 활성화되도록 돕는다. 이로써 시간을 늦춰, 우리는 더 건강하게, 더 오래 살 수 있게 된다. 여러분도 주치의와 상의한 후 간헐적 단식을 실천해보고 그 효과를 직접 느껴보기 바란다.

3

건강한
수면을 위한
잠자리

"코골이는 큰 소리로 자는 잠이다."
— 쥘 르나르

잠은 건강의 기본이다. 생리적으로는 신체가 잠을 통해 재생되고, 심리적으로는 꿈이 긴장과 무의식적 사고의 배출구 노릇을 하기 때문이다. 사람마다 필요한 수면 시간은 다르겠지만 대체로 일곱 시간 이하의 수면은 부족하다고 본다. 또한 중간에 자주 깨는 잠은 일단 자리에 누워 아침까지 쭉 자는 잠보다 수면 효과가 떨어진다. 그런데 프랑스는 전 세계에서 수면제를 가장 많이 쓰는 나라 중 하나이고, 프랑스인 셋 중 하나는 수면 부족이라고 한다. 수면의 질이 나쁘면 집중력 장애, 몸이 '물 먹은 솜처럼' 무거운 느낌을 경험하게 마련이고 결국 만성피로 상태로 이어진다. 이때부터 각종 심리 질환(스트레스, 우울증 등)과 신체 질환(심혈관계 질환, 제2형 당뇨, 비만)의 위험도가 한층 높아진다.

잠을 잘 자려면

수면의 질을 높이는 기본 지침

뇌가 활성화되는 데는 잠이 꼭 필요하다. 잠을 푹 자고 일어날 확률을 높이고 싶다면 지극히 상식적인 지침 몇 가지만 지키면 된다.

- 저녁에 과식은 금물이다. 잠자리에 들기 직전에는 운동도 삼간다.
- 저녁을 조금 일찍 먹어두면 소화가 웬만큼 됐을 때 잠자리에 들 수 있어서 좋다. 밤늦게까지 술과 음식을 먹은 날은 잠을 푹 자기 어렵다는 사실을 누구나 경험으로 알고 있을 것이다.
- 침실은 조용하고, 환기가 잘되고, 너무 덥지 않아야 한다. 체온이 아주 조금만 높아져도 잠이 잘 오지 않는다. 실내 온도 16~20도에, 공기가 잘 통하는 방이 이상적인 침실이다.
- 잠들기 직전에는 되도록 정신 사납지 않은 일을 하는 것이 좋다. 컴퓨터 모니터나 텔레비전 화면을 끄고 독서, 음악 감상, 가족들과의 오붓한 한때를 차분하게 즐기자.
- 매일 거의 같은 시각에 잠자리에 드는 것이 좋다.

이러한 잠자리 습관에 길들여질수록 우리 몸은 활동 단계와 수면 단계를 잘 구분할 수 있게 된다.

> **천연 수면제, 체리주스**
>
> 최근 영국 과학자들은 체리주스가 수면에 미치는 놀라운 효과를 보여주었다. 체리주스는 밤에 분비되는 멜라토닌의 양을 늘려 수면 리듬에 이롭게 작용한다. 하루 두 번, 고작 30밀리리터의 체리주스를 마시는 것만으로 실험 참가자들은 일주일 후 수면량이 평균 25분이나 늘어나는 효과를 확인했다. 키위도 수면에 좋은 영향을 끼친다. 나는 개인적으로 잠을 푹 자고 싶을 때 수면제보다는 키위주스나 체리주스 칵테일 한 잔을 마시는 걸 훨씬 선호한다. 수면제를 먹고 자면 수면의 질이 떨어지기 때문에 아침에 잠이 깼을 때 기분이 개운치 않다.

수면등이 필요할까?

침실은 되도록 완전히 어둡게 해놓아야 한다. 그렇게 하기 곤란하다면 약국에서 당장 수면용 안대를 구입할 것. 미국의 한 연구진은 야간에 계속 인공조명을 켜놓았더니 햄스터가 우울증 행동을 보였다는 연구 결과를 발표했다. 그 이유는 간단히 설명할 수 있다. 사람도 마찬가지지만 햄스터도 밤에 불빛에 노출되면 호르몬 분비의 변화가 일어나고 뇌신경전달물질에도 영향을 받는다. 50년 전부터 우울증 인구는 늘어만 가는데, 그 부분적인 이유로는 우리 생활환경에서 점점 더 늘어가는 인공조명(스크린, 네온사인, 간판 등)을 들 수 있을 것이다. 햄스터를 대상으로 한 또 다른 연구들도 수면 중 불빛이 우울증 상태나 비만과 관련이 있다는 점을 보여주었다. 최근의 햄스터 실험 연구에서는 야간 조명과 우울증의 상관관계를 해명하는 특정한 단백질을 밝혀냈다. 실제로 이 단백질을 차단하면 밤새 불을 켜놓아도 햄스터들이 우울증 행동을 보이지 않았다. 요컨대 침실에서 잠을 어지럽히는 불빛은 모조리 꺼두자. 침대 머리맡 탁자의 스탠드, 밤새 켜놓은 텔레비전, 휴대전화 충전기의 작은 불빛까지도 철저히 몰아내는 편이 좋다. 전기료도 아끼고 살맛 나는 기분으로 아침에 일어날 수 있으니 일석이조다.

어느 쪽으로 누워 잘까?

'자기 잠자리는 자기가 만든 대로다'('만사는 자기가 하기 나름이다'라는 뜻)라는 속담이 있다. 이 속담은 비유적으로나 액면 그대로나 맞는 말이다. 오른쪽으로 누워 자느냐 왼쪽으로 누워 자느냐, 매트리스에 스프링이 있느냐 없느냐, 두툼한 이불이나 작은 스탠드가 침실에 있느냐 없느냐에 따라 우리의 건강 상태도 달라진다. 갓난아기들에 대한 과학적 연구는 새로운 길을 열어, 아기를 엎드려 재우지 않는 것만으로도 영아돌연사를 예방할 수 있게 되었다. 하지만 어른은 좋은 수면 자세를 스스로 찾아야 한다. 잘 자기에 너무 늦은 때란 없다!

영국의 한 호텔 체인에서는 이용 고객 3천 명을 대상으로 오른쪽으로 혹은 왼쪽으로 누워 자는 것이 수면에 영향을 주는지를 조사했다. 조사 결과, 왼쪽으로 누워 자는 사람이 아침에 일어날 때 상쾌하고 스트레스가 덜하며 낙관적인 기분을 느끼는 것으로 나타났다. 왼쪽으로 누워 잔 사람의 25퍼센트, 오른쪽으로 누워 잔 사람의 18퍼센트가 잠에서 깼을 때 인생을 긍정적으로 보게 된다고 답했던 것이다. 일부 행동심리학자들도 이 문제에 골몰했다. 대체로 남성은 침대 왼쪽에서, 여성은 오른쪽에서 잔다. 남성은 현실적이면서 타인을 보호하는 성향을 보이지만 여성은 좀 더 낭만적이고 정서적이다. 하지만 이것은 문화권의 문제이기도 하다. 중국 문화와 풍수적 전통에서는 오른쪽이 남성적인 양陽, 즉 책임과 행동과 결부되고 왼쪽은 여성적인 음陰, 다시 말해 수용성과 결부된다.

좋은 수면 자세에 대한 의문은 여러 가지 실험 연구를 낳았고, 그 결과로 의학적 조언들이 뿌리째 바뀌었다. 이를테면 몇십 년 전까지만 해도 아기는 엎드려 재워야 한다고 했다. 그래야 아기가 젖을 먹고 토해도 질식할 위험이 없다고 여겼던 것이다. 지금은 사정이 달라졌다. 이제 모든 의사가 영아돌연사의 위험을 막기 위해 아기를 반드시 반듯하게 눕혀 재울 것을 권한다. 아기가 이불에 눌려 지나치게 푹신한 매트리스에 파묻히는 경우를 상상해보면 질식사의 위험을 짐작할 수 있을 것이다. 아기가 젖을 자주 토한다면 아기 침대 밑에 두

톰한 책을 받쳐 아기의 머리 쪽이 다리 쪽보다 살짝 높아지게 하면 된다. 식도열공탈장으로 위산이 역류하는 환자들에게도 머리를 조금 높인 수면 자세를 권한다. 특히 이런 환자들은 식후에 바로 누우면 안 되고 두세 시간 뒤에 잠자리에 들어야 한다. 그래도 침대에서의 텔레비전 시청을 포기할 수 없다면 베개를 두세 개 쌓고 거의 기대앉은 자세에 가깝게 상체를 세워야 한다.

스웨덴의 할베리Halberg 교수팀은 수면 자세와 암 발병률의 관계를 연구해 상당한 놀라움을 안겨주었다. 왜 이쪽으로 자는 사람보다 저쪽으로 자는 사람이 암에 걸릴 확률이 더 높을까? 그는 특히 폐암과 피부암에 주목했다. 그는 왼쪽으로 누워 자는 사람은 이 두 가지 암에 걸릴 확률이 조금 더 높다는 점에 착안해서 그 이유를 찾았다. 그가 조사해보니 자외선이 피부 흑색종을 일으키는 주범으로 알려져 있음에도 불구하고 놀랍게도 피부암은 오히려 햇볕을 잘 받지 못하는 신체 부위(여성의 엉덩이나 허벅지, 남성의 상반신)에서 발생하는 확률이 높았다. 게다가 일본에서 조사했을 때는 오른쪽/왼쪽의 차이와 피부 흑색종의 위치가 다른 나라에서의 조사 결과와 들어맞지 않았다.

또 다른 연구에서는 이 차이를 서양인은 금속제 스프링이 내장된 매트리스에서 자기 때문에 전자기장의 영향을 받지만 일본인은 그렇지 않기 때문이라고 설명했다. 일본에서는 금속 내장재 따위가 없는 요를 바닥에 깔고 잔다. 과학자들은 매트리스 스프링 때문에 침대에 누워 자는 사람은 장기간 전자기장의 영향에 노출된다고 본다. 햇

별에 가장 많이 노출되는 얼굴보다 적게 노출되는 신체 부위(엉덩이, 허벅지, 상반신)에 흑색종이 더 자주 생기는 이유도 밤새 매트리스 스프링에서 발생하는 전자기장에 많이 노출되기 때문이라고 설명했다.

전기 침구

전기요, 전기 이불 같은 대수롭지 않은 물건이 장기적으로는 건강에 지장을 초래할 수 있다. 미국의 에이블Abel 교수팀은 전기 침구와 자궁암 사이에 생각지도 못한 상관관계가 있음을 보여주었다. 20년 이상 전기 침구를 애용한 여성들은 그렇지 않은 여성들보다 자궁암 발병률이 높았다. 프랑스에서는 전기요나 전기 이불을 거의 쓰지 않지만 영미권에는 사용 인구가 꽤 있다. 어쩌다 가끔 쓰는 사람은 상관없지만 장기간의 전기 침구 사용은 무해하다고 보기 어렵겠다. 아직까지는 이 흥미로운 현상을 설명하는 연구 결과가 나와 있지 않지만 말이다.

가뿐한 기상을 위한 생활습관

일찍 일어나는 사람이 더 날씬하고 행복하다

영국의 한 연구팀이 두 집단을 비교해보았다. 한 집단은 평균 기상

시각이 오전 7시 47분이었고 다른 집단은 10시 9분이었다. 연구진은 두 가지 유형을 척도로 천 명을 대상으로 조사를 실시했다. 일단 여러 심리 등급을 파악해 행복감의 단계를 알아보았고 키와 몸무게를 통해 비만 여부를 파악했다. 연구진은 일찍 일어나는 사람들이 더 날씬하고 행복하다는 결과를 얻었다. 게다가 이들은 아침식사를 든든하게 하기 때문에 기운차게 하루를 시작했고 좀처럼 주전부리에 손을 대지 않았다. 인간의 생체 시계가 관리하는 여러 호르몬 가운데 코르티솔은 오전 8시에 혈중농도가 최대치에 이른다. 코르티솔이 아침의 기력과 직접적인 관계가 있다는 점을 안다면 실마리를 잡았으리라…….

건강한 기상을 위한 6가지 조언

- 시끄러운 알람을 사용하거나 라디오를 높은 볼륨에 맞춰놓고 일어나지 마라.
- 아침 시간을 느긋하게 활용하라. 시간에 쫓기지 않게끔 15분 더 일찍 일어나라.
- 침대에서 일어나기 전에 기지개를 켜며 팔, 다리, 목 등 온몸을 서서히 깨워라.
- 아침에 찬물로 샤워하면 활력이 솟아난다.
- 아침식사를 소홀히 하지 마라. 과일, 빵, 유제품 등으로 입맛에 맞게 아침을 잘 챙겨 먹어야 한다.
- 긍정적인 생각을 하라. 바쁜 일정이 기다리고 있는 하루라면 마음속으로 그날 할 일을 마치고 집에 돌아갔을 때 개운하게 목욕을 하거나 아이들을 만나는 상상을 하라.

뜸들이지 말고 일어나라

알람을 끄고 다시 잠들면 하루 종일 피곤하다. 미국의 스테판스키Stepanski 교수가 실시한 연구 결론에 따르면 그렇다. 일단 깼다가 다시 잠들면 역효과가 나는 듯하다. 그래서 오전이 다 가도록 '찌뿌둥한' 기분에서 못 벗어나는 것이다. 침대에서 멀찌감치 떨어진 곳에 라디오 알람을 두거나 하는 방법을 써서, 반사적으로 손을 뻗어 알람을 끄고 도로 자는 일이 없게 하자.

늦잠이 피로를 풀어주지 않는다

주말에 몰아서 잔다고 해서 주중의 피로를 완전히 풀 수는 없다. 주중에 연일 하루 여섯 시간도 못 자고 일하다가 토요일과 일요일에 밀린 잠을 보충해봤자 원상 복귀는 불가능하다.

 피험자들에게 엿새 동안 하루 여섯 시간 이하로 자고 그 후 이틀은 하루 열 시간을 잘 수 있게 했다. 평일에 잠을 약간 부족하게 자다가 주말에 몰아서 잤으니 세상모르고 푹 잠들 수는 있었지만 수면의 효과 자체는 그리 좋지 않았다. 늦잠은 축적된 피로를 풀어주지 못했고 피험자들은 열 시간을 자고 난 후에도 꾸벅꾸벅 졸거나 멍한 표정을 지었다. 반면 남성 피험자들의 성 능력은 잠을 오래 잘수록 잘 회복

되는 것으로 나타났다. 연구진은 수면과 관련해 성별의 차이가 있다는 점도 눈여겨보았다. 여성은 남성보다 장시간 수면의 이로운 효과를 뚜렷이 나타냈으며 잠을 적게 잤을 때도 회복이 빨랐다.

주말에 평소보다 한 시간 늦게 일어나는 정도는 괜찮지만 그 이상 늘어지면 신체의 균형이 흐트러진다. 늦잠보다는 점심식사 후에 20~30분간 낮잠을 자는 쪽을 추천한다.

경계해야 할 수면의 적

코골이를 고쳐야 하는 인도적 이유

잠을 자는 동안 코를 고는 이유는 숨이 드나들면서 입천장이나 목젖이 진동하기 때문이다. 코골이 자체는 위험하지 않다. 다만 코를 고는 소리가 최소 50데시벨(사람이 말할 때의 목소리 크기)은 되기 때문에 배우자의 숙면을 방해한다는 문제점이 있다. 이 소리가 심하게는 90데시벨(대형 오토바이의 소음) 수준까지 커진다. 과체중, 음주, 수면제나 진통제 복용, 축농증, 많은 나이가 코골이를 악화시킨다. 일반적으로 폐경기 이전의 여성은 프로게스테론(황체호르몬)이 호흡을 원활하게 해주는 작용을 하기 때문에 코를 심하게 골지 않는다. 이비인후과 계통의 문제, 이를테면 비중격 연골이 살짝 휘어 있다든가 편도선 비대증이 있으면 코골이가 심해진다. 수면 자세도 코골이에 영향을 미칠 수 있다. 똑바로 누워서 자는 사람일수록 코를 많이 곤다. 이 자세에서는 혀가 뒤쪽으로 좀 더 처지기 때문에 공기가 드나드는 통로가 좁아진다. 몸부림을 치면서 자는 사람은 코를 덜 고는 수면 자세를 유지하기 어렵기 때문에 고충이 크다.

코골이가 고민이라면 엎드려 자거나 옆으로 자는 자세를 추천한다. 잠잘 때 입는 티셔츠 뒷면에 작은 주머니를 만들어서 테니스공을 넣어두는 방법을 써보자. 등이 배기는 느낌 때문에 똑바로 눕는 자세는 취할 수 없으므로 코골이를 완화하는 수면 자세를 유지하는 데 꽤 도움이 된다. 베개도 중요하다. 베개를 목 아래에서부터 받쳐주면 코를 덜 골게 된다. 머리 쪽이 살짝 높아지게 침대 밑을 괴어주는 방법도 좋다. 그리고 코골이가 걱정되는 사람은 잠들기 전의 음주와 진정제 복용을 삼가기 바란다. 배우자가 밤새 잠을 설칠 우려가 있다.

몸을 축내는 수면무호흡증

수면무호흡증을 동반하는 코골이는 좀 더 심각하게 고민해봐야 한다. 이 경우에는 건강에 미치는 위협이 만만치 않기 때문이다. 수면무호흡증은 말 그대로 수면 중에 10초에서 30초까지 무의지적인 호흡 정지가 반복적으로 발생하는 증상이다.

뚱뚱한 사람일수록 목 부위에도 지방이 축적되어 기도가 좁아지기 때문에 수면무호흡증을 일으킬 위험이 높다. 목둘레가 길수록 수면무호흡증이 나타날 확률이 높다는 연구 조사도 있다. 목둘레가 남성은 43센티미터 이상, 여성은 40센티미터 이상이면 위험하다. 술, 마약, 수면제를 과용하는 사람도 수면무호흡증을 일으키기 쉽다.

수면무호흡증은 신체를 일찌감치 상하게 한다. 잠을 자는 시간은 신체 세포의 회복에 꼭 필요하다. 그런데 수면무호흡증은 그러한 회복 기제를 교란한다. 수면무호흡증은 처음에는 그저 일상적인 징후들, 이를테면 낮 동안의 피로, 가벼운 우울, 기억장애, 무기력, 심한 짜증, 두통 등을 나타낸다.

가장 큰 문제는 수면무호흡증이 심혈관계 질환의 위험을 높인다는 데 있다. 실제로 뇌는 수면 중에 반복적으로 산소 부족에 시달리게 되면 갑자기 잠에서 깨어나는데, 각성 시간이 너무 짧아서 기억에 남지는 않지만 이때 혈압이 급격히 높아지고 심장박동이 빨라진다. 이 때문에 수면무호흡증 환자는 고혈압, 심근경색, 뇌혈관 확장, 부정맥을 일으킬 확률이 높다. 수면무호흡증이 심각한 수준이라면 그야말로 자다가 골로 갈 가능성도 있다. 마찬가지로 이런 사람은 전신마취에 따르는 위험도 높다.

따라서 코골이와 수면무호흡증이 함께 나타나는지, 아니면 그냥 코만 고는지 꼭 확인할 필요가 있다. 두 가지가 함께 나타날 때는 특징적인 호흡 중단이 관찰된다. 배우자의 코 고는 소리에 자다가 깼다면 그때 숨소리에 귀를 기울이기만 해도 쉽게 알 수 있다. 배우자가 낮에 너무 졸려한다거나 밤에 너무 자주 깨는 경우에도 주의가 필요하다. 가장 좋은 방법은 수면무호흡증 진단을 내릴 수 있는 전문의를 찾아가 진료를 받는 것이다. 수면무호흡증 검사는 몸에 전극을 붙이고 수면을 취하면서, 수면 중에 나타나는 무호흡의 빈도와 지속 시간, 뇌 활동, 혈중 산소 농도 등을 측정한다.

과체중을 피하고 운동하는 습관을 들이면 수면무호흡증 개선에도 확실히 도움이 된다. 이 주제에 대해서는 브라질 과학자들의 연구를 언급할 만하다. 그들은 비교적 가벼운 수면무호흡증을 앓는 환자들에게 인두구부+ 운동이 미치는 효과에 주목했다. 연구진은 수면무호흡증이 근육 조직이 느슨해져서 발생한다는 원칙에서 출발해 이 근육을 강화하는 일종의 '피트니스'가 증상을 완화하는 효과가 있을 것이라고 가정했다. 환자들은 세 달간 하루 30분씩 혀를 입속 여러 지점에 갖다 대는 운동을 했다. 그 결과, 아무 운동도 하지 않은 비교 집단에 비해 실험 집단은 증상의 개선을 보여주었다. 예방 조처가 소용없더라도 수면무호흡증을 치료할 방법은 얼마든지 있다. 의사에게 잠을 잘 때 착용하는 도구를 처방받아도 좋다. 예를 들어 양압기는

+ 식도와 수직으로 연결된 인두의 아래쪽 연결부.

수면 시 코를 통해 공기를 주입하는 도구로, 마스크를 써서 고정한다. 어떤 경우든 간에 수면무호흡증은 몸을 크게 상하게 할 수 있으니 결코 가벼이 볼 사안이 아니다.

4

일상의
소소한 문제를
스스로 해결하라

> "재채기는 가난한 자의 오르가슴이다."
> ─ 피에르 닥, 《수골醜骨》 중에서

약은 꼭 필요할 때 써야 유용하다. 이 점은 자명해 보이지만 실상은 그렇지가 않다. 나는 임상 경험을 통해 의원성醫原性 질환을 너무 많이 보아왔다. 의원성 질환이란 말 그대로 의료 행위가 낳은 병, 약의 '원치 않은' 부작용에서 기인한 병이다. 의사가 이러한 암초를 감안해 약을 처방하지 않고 치료를 권하면 잘 새겨듣기 바란다. 안타깝게도 약에 내성이 생기는 이유는 널리고 널렸다. 피곤해서, 몸이 계속 좀 불편해서, 통증이 가시지 않아서……. 그렇게 무심코 약을 먹다 보면 점점 더 많은 양을 복용해야 하고 원인은 해결하지 못한 채 점점 유해한 치료로 넘어가게 된다. 하지만 약을 먹지 않고 조금만 신경 쓰면 저절로 낫는 병도 많다. 변비, 배에 가스가 차는 증상, 소화불량, 알레르기, 가벼운 호흡 장애 등이 그렇다. 단순한 조치 방법들을 알아두면 그만큼 약을 덜 먹어도 되고, 그로써 약 성분의 체내 축적과 불편하고 위험한 부작용을 피할 수 있다. 자연요법에서 아무 위험 없이 증상을 완화하는 새로운 방법을 배울 수만 있다면, 나는 그러한 요법을 기꺼이 환영하는 입장이다.

위장자관 문제를 습관으로 해결하자

변비, 복부팽만, 시도연공탈장, 위산 역류 등의 위장자관 문제로 병원을 찾는 환자가 꽤 많다. 하지만 이들이 호소하는 불편함의 상당수는 자세를 고치기만 해도 크게 해소된다. 여러분의 이해를 돕기 위해, 나무들을 한번 보라고 말하고 싶다. 곧게 자라는 나무일수록 하늘을 향해 쭉쭉 뻗어나간다. 반면 너무 기울어진 나무들은 수명이 짧다. 문제는, 사람은 늘 움직이기 때문에 좋은 자세를 유지하기가 어렵다는 것이다. 어떤 자세를 취하든 무게중심이 어느 한쪽으로 치우치지 않게 하는 것이 이상적이다. 중심이 잡힌 움직임은 생명에 대단히 중요하다. 아인슈타인의 말마따나 "생명은 자전거와 같아서 균형을 잃지 않으려면 움직여야만" 하기 때문이다.

바람직한 배변 자세

상당히 민감하고 사적인 주제를 다룰까 한다. 화장실에서 큰일을 볼 때 가장 좋은 자세는 뭘까? 변기에 앉는 자세 말고 달리 무슨 자세가 있겠나 싶어 좀 놀라는 독자들도 있을 수 있겠다. 하지만 그게 가장 좋은 자세라고 말하긴 어려울 성싶다. 일찍이 미국, 이스라엘, 일본의 연구자들이 이 문제에 매달린 바 있는데 결론은 늘 똑같았다. 좌변기에 앉는 자세보다는 쪼그려 앉아서 일을 보는 자세가 좋다는 것. 사실 좌변기는 비교적 뒤늦게 등장한 근대적인 설비일 뿐, 생리학과는 무관하다.

연구자들은 또한 몇 가지 새로운 요소들을 부각시켰다. 변기에 앉은 자세에서는 쪼그려 앉은 자세보다 항문직장각[+]이 좁아지기 때문에 변이 직장에서 원활하게 배출되기 어렵다. 따라서 더 힘주어 변을 밀어내야만 하고, 그렇게 해도 직장에 변이 남을 수 있다. 물이 꽉 찬 호스 중간이 구부러져 있는 것을 떠올려보면 이해하기 쉽다. 호스가 많이 꺾일수록 물은 흐르기 어렵다. 우리가 변기에 앉아서 일을 보는 자세가 딱 이런 식이다. 하지만 쪼그려 앉으면 항문직장각이 더 크게 열리면서 구부러짐이 완만해지기 때문에 배변이 훨씬 쉬워진다.

지원자들을 대상으로 실험 조사를 한 결과에서도 좌변기를 이용

[+] 항문 중심선과 직장 중심 직선이 이루는 각도.

하는 경우가 쪼그려 앉는 경우에 비해 변을 볼 때 시간이 세 배나 더 걸렸다. 쪼그려 앉아서 볼일을 본 피험자들은 하나같이 힘을 많이 주지 않아도 쉽고 빠르게 변을 보았다고 했다. 이 점은 사소해 보여도 굉장히 중요하다. 치질 환자들은 변을 빨리 봐야만 통증도 덜하고 치핵이 튀어나오는 것을 막을 수 있기 때문이다. 그리고 심혈관계 질환이 있는 사람들은 쓸데없이 혈압을 높여서는 안 되기 때문에 변을 보기 위해 주는 힘에 한계가 있다.

얼핏 생각하면 실생활에서 쪼그려 앉아 변을 보기가 힘들 것 같다. 쪼그려 앉는 변기는 요즘 찾아보기가 힘드니 말이다. 좌변기 위에 올라가서 엉덩이가 닿는 부분을 밟고 쪼그려 앉으라는 사람들도 있긴 하지만, 이건 좀 위험해 보인다! 그래서 좌변기에 그냥 앉되 간이의자를 놓고 그 위에 발을 올려 자세를 교정하는 절충적인 방법을 추천한다. 아니면 좌변기에 앉은 자세에서 허벅지 아래 손을 넣어 다리를 들어 올리면 자동으로 몸이 약간 뒤로 넘어간다. 그 정도면 됐다! 그렇게만 해도 항문직장각은 앉은 자세일 때보다 좀 더 넓게 열린다. 피험자들은 이 새로운 자세를 취함으로써 배변에 걸리는 시간을 대폭 줄였다(일주일에 한 시간가량). 게다가 이 자세를 취하면 완하제(설사약)의 사용도 피할 수 있었다.

화장실에서의 좋은 자세는 시간 절감 외에도 많은 이점을 가져다 준다. 일단 치질 환자는 배변의 공포를 좀 덜 수 있다. 치질은 항문 주위의 혈관이 확장되어 생기는 병이라는 점에서 하지정맥류와 비슷한 데가 있다. 치질은 매우 고통스럽고 출혈과 염증을 동반하기도 한다. 따라서 변을 쉽고 빠르게 볼 수 있다면 통증도 적을 뿐 아니라 항문 주위 혈관 내 압력이 지나치게 높아지는 것을 방지한다는 점에서 대단히 이롭다. 또 다른 연구팀에서는 남성 치질 환자와 발기 능력 사이의 관계에 주목했다. 이 조사 연구는 6천 명의 남성을 대상으로 했다. 결과적으로, 발기부전을 겪는 남성의 90퍼센트에게 치질이 있었다. 조사 대상 남성들이 만 30세 미만이었다는 점을 감안한다면, 이 연구 결과는 더욱 의미심장하다. 직장 근처에 있는 일부 혈관의 팽창이 발기에 관여하는 주변 신경들을 자극하기 때문에 이러한 현상이 나타나는 것이 아닐까 짐작된다. 여러분도 화장실에서 새로운 자세를 시도해보라, 그 효과를 직접 느낄 수 있을 테니…….

의자가 대장암을 유발한다

휴식을 취할 때의 자세도 건강에 영향을 미친다. 오스트레일리아 연구팀이 대장암 환자 9백 명과 건강한 성인 1천 명을 대상으로 식생활, 신체 활동, 근무 형태를 포괄하는 데이터베이스를 구축해보았다. 컴퓨터 앞에 오래 앉아서 일하는 사람들은 쉴 새 없이 움직이며 일하는 사람(간호사, 식당 종업원 등)보다 최소 10년 안에 대장암(말단결장암)에 걸릴 확률이 두 배나 더 높았다. 대장암 중에서도 가장 흔한 직장암은 '의자에 앉아 생활하는 사람들'에게서 1.5배 더 많이 나타나는 것으로 조사되었다. 이러한 암 발병률이 근무시간 외의 운동 시간과는 별 상관이 없다는 점이 특히 흥미롭다. 요컨대 장시간 앉아 있는 자세라는 요소는 근본적인 수준에서 작용하는 것이다. 하루 여덟 시간을 앉아 지낸다는 것은 나머지 시간을 어떻게 보내는지와 상관없이 위험 요소다. 규칙적인 운동도 이 위험 요소를 저지하기엔 충분치 않을 것이다. 사실 이런 연구 결과가 새로운 것도 아니다. 이전에도 장시간 앉아 지내는 생활이 대장암을 유발할 것이라고 가정한 연구가 여럿 있었다.

오스트레일리아 과학자들은 결장암과 장시간 앉아 있는 자세의 상관관계를 밝히기 위해 그러한 자세가 불러오는 생리학적 기제들을 연구했다. 일단 앉아 있으면 혈당이 높아지고 염증성 분자의 분비가 늘어난다. 게다가 잘 알려져 있다시피 장시간 앉아 있는 자세는 각종 암과는 별개로 과체중의 원인이 된다. 일단 살이 찌면 먹는 양이 늘어난다. 신체가 필요로 하는 양이 세 배, 네 배 늘어나면 일부 음식물에 포함된 화학 성분, 농약 성분도 당연히 더 많이 먹게 된다. 이러한 유해 물질을 기준 허용치 아래로 체내에 받아들이는 것은 괜찮다. 하지만 그 수치가 어느 선을 넘어가면 그때부턴 독이다. 인체는 과식의 여파를 스스로 해독할 수 있게끔 생겨먹지를 않았다.

신장이나 간 같은 자연 여과 장치들도 이런 경우에는 한계에 부딪힌다. 뚱뚱한 사람들이 초음파검사에서 지방간 진단을 받는 경우를 생각해보면 알 것이다. 거위나 오리의 지방간도 마찬가지다. 과식으로 포화상태가 된 간은 더이상 몸의 요구에 부응하지 못한다.

> **의자를 박차고 일어나라!**
>
> 앉아서 지내는 시간을 하루에 세 시간만 줄여도 기대 수명이 늘어난다는 사실을 아는가? 그렇다면 생각해볼 만하지 않은가! 나는 텔레비전 시청을 즐기는 사람들에게 실내용 자전거를 타면서 제일 좋아하는 방송 프로그램을 보게 했다. 만약 여러분이 장시간 앉아서 일하는 직업에 종사한다면 수시로 다만 몇 분이라도 사무실 주위를 걷는다거나 하면서 휴식을 취하기를 바란다. 집에서 일하는 사람은 빨래를 널든가, 욕조를 문질러 닦든가, 타일 바닥을 박박 닦아보라. 이 같은 단순한 동작들이 건강하게 오래 살 확률을 높여주는 효과는 절대 무시하지 못한다. 이 상관관계를 콕 집어낸 연구가 미국에서 실시되었다. 미국인들은 소파에 널브러져 텔레비전 보기를 좋아한다. 연구자들은 앉은 자세에서는 다리와 허벅지 근육이 약해지고 혈당 대사, 혈중 지방 대사가 저해된다는 점을 강조했다.

역류성 식도염 방지 수칙

역류성 식도염으로 고생하는 사람들이 상당히 많다. 위산이 식도를 타고 (때로는 목구멍까지) 올라오는 증상은 주로 식사 후에, 앉은 자세에서 일어난다. 생리학적으로 역류성 식도염은 섭취한 음식물이 위장까지 잘 내려가 섞이지 못하기 때문에 발생한다. 우리가 먹은 음식물은 식도를 타고 내려가 분문cardia이라는, 근육으로 이뤄진 일종의 통행로에 도달한다. 분문은 식도와 위장을 나누는 기점으로, 음식물을 위장으로 들여보내고 나면 도로 닫힌다. 그런데 역류성 식도염 환자의 경우에는 분문 조임근의 탄력이 떨어져 제대로 닫히지 않는다. 이 때문에 위액이 '역류'하는 것이다. 위액이 자꾸 올라와 불편을 겪는다면 치료가 가능하니 꼭 병원을 찾기 바란다. 그런데 몇 가지 단순한 수칙만 기억해도 극심한 위액 역류 현상을 방지할 수 있으니 다음을 참고하자.

- 밥을 먹고 바로 침대에 눕지 마라. 되도록 베개를 하나 더 쌓아서 상체를 세우는 자세를 취하라.
- 소식하라.
- 체중을 관리하라.
- 술, 담배를 삼가라.
- 향신료가 많이 들어간 음식, 양파, 기름진 음식을 피하라.

식도열공탈장으로부터 탈출하기

프랑스 국민의 3분의 1은 식도열공탈장을 앓고 있다. 이 병은 위장의 작은 일부가 횡경막 밖으로 돌출되어 위액이 역류하고 트림이 자주 나오는 것이다. 약에 의존하지 않고도 증상을 없애거나 조금이라도 완화할 수 있는 간단하면서도 실용적인 방법들이 있다. 약은 부작용이 나타날 수도 있거니와 장기간 복용해야 하는 불편함이 따르니 다음의 방법들을 반드시 참고하기 바란다.

우선 뜨거운 음식이나 음료는 절대 먹지 말아야 한다. 게다가 이 권고는 꼭 식도열공탈장이 아니더라도 새겨들었으면 한다. 지나치게 뜨거운 음료를 마시면 식도암에 걸릴 확률이 높아진다. 중국에서 실시한 한 연구에서는 뜨거운 차의 음용이 식도암 발병과 관계가 있음을 명확히 보여주었다. 물론 술, 담배 같은 여타의 위험 요인들도 분명히 존재한다. 그러나 뜨거운 음식과 음료는 그보다 더 확실한 위험 요인이다. 따라서 녹차처럼 건강에 좋은 음료라도 뜨거운 상태로 마시면 우리 몸을 상하게 한다. 여기에 영양 섭취와 식품 안전의 핵심이 있다. 뭐가 좋네, 뭐가 나쁘네를 따지기보다는 온도와 조리법을 주목해야 한다.

게다가 뜨거운 음료에는 역설적인 특성이 있다. 수많은 여행자들이 이미 눈으로 확인했다시피, 사막의 유목 민족들은 기운을 차리기 위해 뜨거운 차를 즐겨 마신다. 실제로 체온이 상승하면 땀이 나고, 그 수분이 증발하면서 체온은 다시 떨어진다. 반면 찬 음료를 마시면 몸은 체온을 높이기 위해 에너지를 생산하려 든다. 그래서 당장은 시원한 느낌이 들어도 그 후에는 도로 더워진다. 오히려 다소 따뜻한 음료를 마시는 편이 시원한 느낌을 지속시켜준다.

식도열공탈장의 경우, 너무 뜨거운 음료를 마시면 몸은 그 음료를 식히기 위해서 공기도 더 많이 삼키게 된다. 이렇게 과도하게 삼킨 공기가 위장을 압박하면 위액 역류와 트림이 심해진다. 공기를 너무 많이 들이마시지 않으려면 걸으면서 음식을 먹거나, 껌 따위를 씹거나, 음료를 빨대로 마시거나, 병째로 입을 대고 마시는 일을 삼가야 한다. 음료는 가급적 천천히, 입을 많이 벌리지 않고 마실수록 좋다.

식사 중에도 물을 마셔라

식사 후, 혹은 하루를 마감할 즈음의 복부팽만감만큼 기분 나쁜 것이 또 있을까. 속이 더부룩해 불편한 데다 웬지 코끼리라도 한 마리 배에 넣고 다니는 느낌이다! 누구나 이따금 복부팽만감을 경험하고, 그러한 증상은 대개 몇 시간 뒤면 사라진다. 의료인들끼리는 이걸 '기능성 결장염'이라고 부른다. 결장은 음식물이 소화되고 남은 찌꺼기를 '배출구'까지 운반하는 역할을 한다. 그런데 이 기관에 공기가 차서 활동이 느려지면 흔히 말하는 변비가 되는 것이다. 하지만 이것은 진짜 병으로 볼 수 없다고, 몇 가지 식습관만 바꿔도 확 달라질 거라고 말하는 의사들도 많다. 우선 식이섬유가 풍부한 음식을 먹고 물을 많이 마셔라. 식이섬유는 우리 몸에서 소화되지 않기 때문에 소화기관을 통과하면서 음식물 찌꺼기도 함께 끌고 나온다. 하지만 식이섬유가 제 효과를 발휘하려면 수분을 흡수해 불어나야 한다. 그래서 최소한 하루 1.5리터의 물을 마시는 것이 중요하다. 또한 식사 중에도 물을 마셔야 한다. 차분하게 충분한 시간을 들여 음식을 꼭꼭 씹어 먹는 것은 기본이다. 누구나 어수선하고 소란스러운 분위기에서 밥이 입으로 들어가는지 코로 들어가는지 모르게 식사를 하고 나서 속이 불편했던 경험이 한 번쯤은 있을 것이다.

식이섬유가 풍부한 음식

식이섬유는 다음과 같은 음식물을 통해 섭취할 수 있다.

- 곡물(빵, 쌀, 밀, 세몰리나 등)
- 콩류(강낭콩, 렌즈콩, 병아리콩 등)
- 채소(시금치, 아스파라거스, 셀러리, 회향, 아티초크 등)
- 모든 종류의 과일
- 식품 보조제 성분(탄산염, 규산염 등)과 활생균(프로바이오틱스)[+]도 섬유질이 풍부한 식생활과 병행하면 효과를 나타낼 수 있다.

+ 적당량을 섭취했을 때 인체에 이로움을 주는 살아 있는 미생물의 총칭.

만성 알레르기성 질환 처방

오늘날 알레르기성 질환은 점점 더 많은 사람들의 문제가 되고 있다. 알레르기로 고생하는 프랑스인의 수만 해도 2천만 명으로 추산된다. 이는 20년 동안 두 배로 늘어난 수치이고, 그래프는 지금도 매년 가파르게 상승하고 있다. 증상은 가벼운 가려움증, 천식, 재채기, 사망까지 이르기도 하는 혈관부종까지 매우 다양하다. 어째서 알레르기성 질환이 이렇게나 급증하는 걸까? 이러한 현상을 예방하기 위해 우리가 할 수 있는 일은 없을까?

멸균과 면역 체계의 반비례 현상

역사책들을 읽어보면 과거에 부유한 집안에서는 아이가 태어나면 바로 시골 유모 집에 보내 그곳에서 자라게 했다. 아이들은 제 발로 걷고 말을 할 수 있을 때가 되어서야 본가로 돌아왔다. 19세기에 이르러서는 프랑스 모르방 지역이 젖먹이들을 잘 키우기로 유명한 유모들의 고장으로 정평이 났다. 이 이름난 유모들은 파리 빈민구제청에서 보낸 수천 명의 아기들을 맡기도 했다. 당시 모르방은 이렇게 집을 떠나온 아기들이 5만 명이나 살고 있었기 때문에 '작은 파리'로 통했다. 유모들은 산업혁명의 여파로 더욱더 빈곤해진 서민층 아낙네들이었다. 극작가 장 주네도 열세 살이 될 때까지 이렇게 남의 집에서 자랐다. 모르방의 유모들이 얼마나 유명했으면 나폴레옹 1세가 의사의 조언에 따라 아들 나폴레옹 2세, 일명 '로마 왕'을 보살필 유모를 모르방에서 데려왔을까. 대통령 펠릭스 포르의 어린 시절도 마찬가지였다. 유모들이 고향으로 돌아갈 즈음에는 다들 집 한 채 마련할 밑천을 모아 갔다. 그래서 모르방 주민들은 그런 식으로 사들인 집을 '젖집'이라고 불렀다. 갓난아기를 가족 품에서 떼어내 시골로 보내는 풍습은 애착 관계의 측면에서 문제가 많다. 하지만 어쩌면 옛사람들은 이로써 알레르기를 예방하는 효과적인 방법을 처음 실행한 것인지도 모른다.

실제로 독일 연구진은 매우 흥미로운 사실을 발견했다. 그들은 시골에 사는 아이들 수천 명과 도시에 사는 아이들 수천 명을 비교 연구했다. 시골과 도시는 완전히 다른 환경이다. 시골 아이들은 소, 돼지, 닭 같은 동물들과 일상적으로 접촉한다. 하지만 도시는 멸균도가 훨씬 높은 환경을 제공한다. 이 연구 결과에 따르면, 시골 아이들은 도시 아이들에 비해 알레르기성 질환을 앓을 확률은 76퍼센트 더 낮고, 천식을 앓을 확률은 51퍼센트 더 낮다. 어려서 농촌의 온갖 세균을 접해보느냐 마느냐가 핵심이다. 실제로 시골에는 균류, 박테리아, 온갖 종류의 미생물이 풍부하다. 생애 초년에 이런 것들을 고루 접할

수록 면역 체계가 잘 잡히는 듯하다. 어릴 적에 시골에서 동물들과 접촉하면서 쌓인 예방 효과는 성년이 되어서도 유효한 것으로 보인다.

> **인간의 가장 좋은 친구, 개**
>
> 같은 맥락에서 애완견과 아동 천식의 관계에 대한 최근 연구를 소개하겠다. 가정에서 개를 키우면 아이의 천식을 예방하는 효과가 있을 수 있다. 개를 통해 자연스럽게 접하는 세균들이 아동의 천식 발작과 관련 있는 RS바이러스(호흡기세포융합바이러스)를 막아주는 역할을 하는 모양이다. 연구자들은 생쥐들을 개를 키우는 가정의 집 먼지에 노출시켰고, 이 방법으로 생쥐들을 RS바이러스로부터 보호하는 데 성공했다. 이 연구는 애완견을 키우는 집의 아이들이 천식에 덜 걸리는 현상을 실험적으로 확인한 것이다. 실제로 어릴 때부터 애완견과 접촉하면서 지내면 면역력 발달에 이롭다.

키스와 알레르기의 상관관계

키스로 알레르기 질환을 얻을 수도 있다. 만약 땅콩 알레르기가 있는 사람이 방금 땅콩을 먹은 사람과 키스를 한다면 타액이 섞이면서 땅콩 입자들까지 옮겨 와 심각한 알레르기 반응을 일으킬 것이다. 이러한 반응은 가벼운 가려움증부터 생사를 오가게 하는 혈관부종에 이르기까지 매우 다양하다. 이런 모티프로 추리소설을 써서 '죽음의 키스'라는 제목을 붙이면 그럴싸하지 않을까. 하지만 키스가 사랑을 망치기만 할 리 없다. 일본의 키마타Kimata 교수는 부부가 오래 키스를 하면 알레르기가 줄어든다는 놀라운 연구 결과를 발표했으니 말이다 (2006)! 연구진은 부부 중 한 명이 경증 알레르기성 습진을 앓는 24쌍을 대상으로 연구를 실시했다. 피험자들은 30분 동안 가급적 자유롭게 부부끼리 키스를 나누라는 지시를 받았다. 연구진은 피험자들의 키스 전과 후의 혈액을 채취해 혈청 면역글로불린$_{Ige}$ 수치를 측정했다. 결과적으로, 습진이 있던 배우자는 증상이 완화되었고 실제로 혈청 면역글로불린의 혈중 수치도 떨어지는 것으로 나타났다.

5

감염성 질병에 맞서는 내 몸 방어 체계

"조무래기들을 우습게 보지 마라.
사자는 눈에 보이지만 바이러스는 보이지 않는다."
― 작자 미상

'감염'은 우리가 일상생활에서 흔히 사용하는 용어로, 바이러스, 박테리아, 균류 등의 다양한 미생물이 생물체 내에 침입하는 것을 뜻한다. 이 침입으로 병이 생겨나기 쉽기 때문에 이런 미생물들에는 '병원성'이라는 딱지가 붙는다. 감염은 바깥의 균이 생물체 내로 들어오느냐 생물체가 균을 만들어내느냐에 따라 외인성과 내인성으로 나뉜다. 하지만 감염이 되더라도 건강한 신체라면 아무 문제가 되지 않는 경우도 있다. 감염이 잦다는 것은 그만큼 면역 체계가 약해져 있다는 뜻이다. 전쟁에 비유하자면, 방어력이 떨어지는 성채일수록 적들이 침입할 확률이 높지 않겠는가! 앞서 말했다시피 감염성 질병의 심각성은 아무리 강조해도 지나치지 않으니, 예방책에 대한 조언을 새겨듣기 바란다. 몸 관리를 잘하면 당연히 더 많은 병을 물리칠 수 있다.

일상에서 지켜야 할
건강 위생 수칙

앞 장에서 지나치게 깨끗한 항균 환경에서 어린 시절을 보내면 알레르기 체질이 될 확률이 높다는 사실을 확인했는가? 우리가 살아가는 무균 세계가 자가면역질환, 염증성 질환, 감염성 질환을 더 많이 불러올 수도 있을까?

건강한 생활을 위한 법칙

1년 내내 감염성 질환으로 골골대지 않으려면 확실한 위생 수칙이 필요하다. 따라서 일상생활의 습관을 잘 들여야 한다. 이전에 출간한 저서[+]에서도 기본적인 위생 수칙의 중요성을 강조했지만, 안타깝게도 학교나 의과대학에서 이 부분을 중점적으로 가르치지 않을 뿐 아니라 자녀의 위생 교육에 소홀한 부모들도 아직 많다. 하지만 위생은 굉장히 중요하다! 건강을 지키는 생활 법칙의 몇 가지 예를 들어보겠다.

+ 프레데리크 살드만, 《손을 씻자》, 허지은 옮김, 문학세계사, 2008.

- 밥을 먹기 전이나 화장실에서 나올 때 손을 씻는 것만으로도 호흡기와 소화기 감염성 질환에 걸릴 확률을 20퍼센트나 낮출 수 있다.
- 변기 뚜껑을 닫고 물을 내려야만 물이 튀면서 유해한 세균이 사람의 폐에까지 침입하는 것을 막을 수 있다.
- 베개를 수시로 갈아주는 것은 매우 중요하다. 베개를 2년간 갈지 않고 사용할 경우, 그 베개 무게의 10퍼센트는 죽은 진드기와 진드기의 배설물이라고 보면 된다.
- 기본적으로 한 달에 두 번은 냉장고 청소를 해야 한다. 리스테리아균의 경우에는 섭씨 4도 정도의 서늘하고 습한 환경에서 활발하게 번식한다.
- 생선을 날것으로 먹고 싶다면 냉동했다가 냉장 해동 후에 섭취하는 방법을 추천한다. 장에 구멍을 낼 정도로 강력한 아니사키스 회충을 이 방법으로 없앨 수 있기 때문이다. 타타르스테이크⁺용 쇠고기도 같은 방법으로 처리해야 무구조충의 감염을 피할 수 있다.
- 어떤 음식들은 저장해두고 먹을 수 없는 것들이니 반드시 그 자리에서 다 먹어야 한다는 것을 기억해두자. 타타르스테이크, 다진 생선살 구이, 집에서 만든 마요네즈 등은 남겨두지 마라.
- 청소용품이 엄청나게 더러울 수 있다는 점을 기억하라. 수세미는 수시로 소독제를 푼 물에 담갔다가 바짝 말리지 않으면 금세 세균의 온상이 된다. 행주는 되도록 자주 60도 이상의 물로 빨거나 삶아야 하며

⁺ 육회와 비슷한 다진 날고기 뭉치 요리.

축축한 상태로 재사용해서는 안 된다.

- 가족이 수건을 함께 쓰지 마라. 또한 수건을 쓰기 전에는 잘 말라 있는지 확인하라. 만약 수건에 습기가 남아 있다면 두 번 생각할 것도 없이 바로 세탁물 바구니에 넣어라. 축축한 수건만큼 세균이 번식하기 좋은 것도 없다. 24시간이 지나면 수건 전체에 세균이 우글우글하다고 보면 된다. 따라서 일단 깨끗이 씻고 난 얼굴이나 몸을 세균 덩어리로 문지르는 셈이요. 세균은 피부 주름 같은 곳에서 신나게 불어나 감염과 홍조를 유발한다. 목욕 장갑도 한 번 쓰면 바로 빨아서 말려야 한다. 다시 말해 한 번 쓴 목욕 장갑을 또 쓰는 것은 온몸을 되레 오염시키는 꼴이다.

- 침대 시트와 이불 커버는 최소 일주일에 한 번은 교체할 것을 권한다. 칫솔을 주기적으로 갈아주는 데도 신경 써라. 특히 인후염이나 감기를 앓고 난 후라면 재감염을 피하기 위해 더욱더 칫솔을 바꿔야 한다. 칫솔 가격이 부담스럽다면 식기세척기에 넣고 식기세척기용 세제와 함께 돌려라. 이 방법을 사용하고 확인한 결과, 칫솔에 있던 세균이 완전히 사라졌다. 접시는 매일 닦으면서 왜 칫솔은 닦아 쓰지 않는단 말인가!

- 설거지를 미루지 마라. 식기세척기에 당장 넣지 않을 설거짓감은 소독제를 약간 푼 물로 대충 헹궈놓기라도 하라.

- 스펀지에 소독제를 푼 물을 묻혀서 식기세척기 안의 고무 패킹 부분을 가끔 닦아줘야 한다. 곰팡이가 특히 생기기 쉬운 부분이다.

- 텔레비전 리모컨, 침대 머리맡 스탠드의 스위치, 휴대전화, 안경, 손목시계 뒷면 등 일상용품을 주기적으로 닦아주는 것도 잊지 말자. 휴대전화의 92퍼센트는 세균들로 뒤덮여 있고 그 세균들 중 16퍼센트는 분변성 세균이다. 이 정도면 평소 휴대전화의 청결에 신경 쓰고 어떤 상황에서든 휴대전화를 빌려주지 않을 만한 이유가 되지 않을까. 세균을 옮길 걱정도 없고 휴대전화 요금 고지서도 가벼워질 테니까.

기분이 나쁠 땐 손을 씻어라

손 씻기가 심리적이고 상징적인 의미를 지닐 수도 있다. 손을 씻으면 불쾌한 기분, 의심, 부정적인 생각이 멀리 달아난다. 미국의 스파이크 리Spike Lee 교수팀은 손을 씻고 나오는 사람들을 조사해 이 사실을 확인했다(2010년). 뭐니 뭐니 해도 손을 씻는 행위는 일단 여러 가지 감염성 질환으로부터 자신을 보호하는 방법이자 다른 사람의 감염을 막는 방법이라고 생각한다. 세균도 없애고 부정적인 기분도 떨쳐낼 수 있다면 더욱더 손 씻기를 습관화해야 하지 않을까!

샤워에도 정도가 있다

항상 위에서부터 아래 방향으로 씻어야 제대로 씻을 수 있다. 이유는 간단하다. 가장 깨끗한 부분부터 씻기 시작해서 가장 더러운 부분을 씻는 것으로 마무리해야 하기 때문이다. 발부터 비누거품을 묻혀서 엉덩이를 거쳐 얼굴까지 올라온다면 이상하지 않겠는가. 또한 이 순서는 물은 높은 곳에서 낮은 곳으로 흐른다는 점과도 잘 부합한다. 조금 민망한 얘기일지 모르지만 질을 먼저 씻고 그다음에 항문을 씻는 것만으로도 질염을 피할 수 있다. 항문 주위의 세균이 질 쪽으로 옮겨 가는 것을 막을 수 있기 때문이다. 너무 당연한 얘기처럼 들리겠지만 글쎄, 실제로도 그렇게들 하고 있을까…….

찻잔은 돌려서 잡아라

위생 상태가 의심스러운 카페에 왔다. 종업원이 설거지하는 모습을 보니 찻잔을 물로 한 번 부시고 끝인 것 같다. 이쯤 되면 비위가 상한다고 해서 까탈을 부리는 게 아니다. 세상에는 단순 접촉만으로도 감염되는 질병들이 있다. 구순포진이나 장염을 앓는 사람이 방금 사용한 잔으로 커피를 마셔서는 안 된다. 찻잔의 위생 상태가 미덥지 않다면 손잡이 쪽에 입을 대고 음료를 마셔라. 보통 사람들은 손잡이 쪽에는 입술을 대지 않기 때문에 남들이 입을 대지 않은 쪽을 사용하라는 뜻이다.

지나침도
모자람도 없게

적절한 균형을 찾아라

청결이 감염을 줄이고 기대 수명을 연장시킨다는 점은 자명하다. 하지만 때때로 지나침은 모자람만 못하다. 지나친 위생은 건강관리에 해롭다. 따라서 위생 강박과 꼭 필요한 기본 수칙 사이의 중도를 찾는 것이 무엇보다 중요하다. 설명이 필요 없는 예를 하나 들어보겠다. 여성들은 절대로 세제나 비누를 사용해서 질을 씻으면 안 된다! 그러한 제품들은 말 그대로 질 내 미생물상의 균형을 파괴해 기대했던 바와 정반대의 효과(습관성 질염 등)를 불러온다. 질 안쪽은 '알아서 깨끗하게' 유지되는 부분이기 때문에 별도의 제품을 써서 씻을 필요가 전혀 없다. 꼭 필요하지도 않은 항생제를 너무 많이 쓰면 내성을 가진 균주가 나타나고 장내 미생물상의 균형이 깨지는 것과 똑같은 원리다. 미생물생태학은 본질적으로 중요한 개념이다. 인체 내의 수백만 개 균들은 안정적으로 균형을 이루고 있다. 이 균형이 자칫 무너질 수도 있는 만큼, 가급적 균형을 유지하는 방향으로 생각해야 한다.

하지만 특정한 세균과 천식의 기묘한 상관관계를 다룬 연구들은 의문을 불러일으킨다. 특히 위궤양의 예가 의미심장하다. 내가 의대에 다니던 시절만 해도 위궤양은 심한 스트레스에서 비롯되는 심신증[+]으로, 위출혈이나 복막염 같은 합병증이 생기기 쉽다고 배웠다. 매우 많은 위궤양 환자들이 위 절제 수술을 받았는데, 이 수술을 받으면 평생 소식만 해야 하는 등 여러 가지 힘든 부분이 많다. 그런데 처방을 하지 않아서 그렇지, 위 절제 수술 말고 다른 치료 방법도 엄연히 존재한다. 몇 년 전에 한 연구자가 위궤양은 그저 '헬리코박터파일로리'라는 바이러스가 원인일 뿐이라는 것을 밝혀냈다. 이 바이러스는 항생제를 써서 없앨 수 있다. 그런데 최근의 연구들은 당혹스러운 결과를 내놓고 있다. 헬리코박터파일로리 바이러스의 감염이 천식을 억제하는 효과가 있다는 것이다…….

이 연구들을 살펴보면 위생, 면역 체계, 알레르기 사이의 상관관계가 전혀 단순하지 않다는 것을 미루어 짐작할 수 있다. 신체는 면역력을 튼튼하게 기르기 위해 '내키지 않아도' 다양한 세균들에 서서히 노출될 필요가 있지만, 그러는 동안에도 너무 위험한 감염원들은 막아야 하는 부담도 있다. 세균이나 유해 물질을 관리하는 것과 건강을 지키는 일 사이의 경계는 이렇게나 복잡하다. 가령 보툴리눔 독소는 목숨을 앗아갈 만큼 치명적인 독이지만 주름을 없애거나 경련을 완화하는 치료에 쓰이기도 한다.

[+] 심리적인 문제에서 기인하는 질환.

기침의 이로움

손으로 입을 막고 재채기나 기침을 하면 그 손은 바이러스 범벅이 된다. 그 후에 누군가와 악수를 나눈다면 그 사람에게 바이러스를 옮기게 된다. 기침을 할 때 입을 막는 용도의 손수건을 따로 마련하든가, 차라리 소매에 대고 하는 편이 바람직하다. 실제로 기침은 감기 바이러스를 퍼뜨리는 요인 중 하나로서 그 영향 범위는 2백 킬로미터에 달한다. 따라서 기침할 때 조심하기만 해도 바이러스성 질환의 확산을 좀 더 막을 수 있다.

콜록콜록 기침하는 사람을 보면 대개 안타까워들 한다. "몸조리 잘해", "옷을 든든하게 챙겨 입어", "조심해야지"가 일반적인 반응이다. 그런데 과학적인 연구로 밝혀진 사실에 따르면 기침은 건강에 무척 이롭다고 할 수 있다. 기침은 비강에 세균이 쌓이지 않게끔 그때그때 몰아내는 역할을 한다. 기침을 할 때의 급격한 날숨이 박테리아, 바이러스, 도시 오염물 찌꺼기 따위를 제거하는 콧물의 분비를 촉진하기 때문이다. 환기와 공기 정화 시스템이 비로소 가동되는 것과 비슷하다고 할까. 따라서 기침은 건강에 이로우니 참을 필요가 없다. 손수건으로 입을 막고 기침을 하고 손을 바로 씻기만 한다면 말이다.

> **시대와 문화로 살펴본 기침**
>
> 중세 사람들은 기침을 할 때 악마가 입으로 들어올 수 있다고 생각했다. 그 때문에 기침을 할 때 손으로 입을 막는 자세가 보편화되었다. 이 습관은 수세기 동안 이어졌다. 기침은 문화권에 따라 매우 다양한 의미를 띤다. 일본에서는 기침을 한 번만 하면 "누가 네 칭찬을 하나 보다"라고 농을 친다. 기침을 두 번 하면 누가 그 사람 흉을 본다고 하고, 세 번 하면 그 사람을 좋아하는 누군가가 지금 그 사람 얘기를 하는가 보다 한다. 세 번보다 더 많이 하면? 그야 감기에 걸렸다는 뜻이고…….

늘 키스하고 살아야 하는 이유

침의 비밀

키스를 나누는 두 사람의 입에서 뒤섞이는 침이 아주 특별한 특성을 띤다는 연구 결과가 최근 발표되었다. 이 침에는 SLPI Secretary Leukocyte Protease Inhibitor(분비백혈구단백분해효소억제제)라는 단백질이 들어 있다. 세균, 사상균, 일부 바이러스와 맞서 싸우는 생리 활성 효과가 탁월한 성분이다. 이 연구 결과는 키스에 의한 에이즈 바이러스의 감염이 매우 드문 이유를 설명해준다. 게다가 이 단백질은 항염 효과를 발휘해 신체 조직에 생긴 상처가 빨리 아물게 한다. 미국인 연구자들은 상처가 생긴 생쥐의 피부 표면에 SLPI 단백질을 도포했다. 그리고 48시간 후에 생쥐들의 상처가 아문 것을 확인했다. 동물들이 상처를 입으면 그 부위를 혀로 핥는 이유, 아이들이 넘어지면 엄마 아빠에게 얼른 낫게 호호 불어달라고 하는 이유도 이와 비슷하지 않을까……. 뽀뽀와 키스는 타액 분비를 자극해 입안의 산도를 조절하고 음식물 찌꺼기 입자들을 씻어내어 치석과 충치 예방에도 도움을 준다. 침이 많이 나올수록 항박테리아 단백질이 촉진되기 때문에 치아 건강에 이롭다.

연애를 하면 건강해지는 이유

연애 초기의 키스는 두 사람이 타액을 교환함으로써 가임 여성이 만약에 생길 수도 있는 태아에게 심각한 바이러스 질환을 옮기는 사태를 미연에 방지한다. 사실 여성은 키스를 통해 거대세포바이러스에 대한 면역력을 얻는다. 이 바이러스는 키스를 나눌 때 감염되는데 대개 아무 자각증상 없이 넘어가고 후유증도 남지 않는다. 기껏해야 약간의 피로감, 관절통, 살짝 지나가는 감기 비슷한 미열을 느낄 뿐이다. 하지만 이렇게 바이러스와 접촉함으로써 여성은 평생 가는 면역력을 얻는다.

거대세포바이러스 감염은 성인에게 별 피해를 주지 않지만 태아에게는 심각한 지적 장애, 청각 장애, 간 비대증 등을 일으킬 수도 있기 때문에 가임 여성의 면역력이 특히 중요하다. 면역력이 최고치에 달하는 때는 첫 키스로부터 6개월 후인데, 여기서 주목해야 할 사항이 있다. 거대세포바이러스에는 여러 콜로니colonie(세균 취락)가 존재하는데 여성은 처음 키스를 나눈 상대의 바이러스 콜로니에 대해서만 면역력을 갖는다. 요컨대 남성은 각기 특정한 콜로니의 거대세포바이러스만 옮긴다는 얘기다. 여성이 최소 6개월 정도는 한 남성하고만 관계를 맺고 아기를 가져야 할 이유가 여기 있는 것이다. 그렇긴 해도 다수의 남성과 키스를 나눈 여성은 이 바이러스의 다양한 콜로니에 대해 면역력을 갖는다는 이점이 있겠다. 어쨌든 이상의 연구 결과들은 키스를 통한 타액 교환에 면역력 증강 효과가 있음을 충분히 보여준다.

아이들을
보호하라

모유 수유는 엄마와 아이 모두에게 이롭다

장차 어머니가 될 여성들, 이미 아이를 낳은 여성들에게 미리 말해두고 싶다. 절대로 죄의식을 자극하려고 이런 말을 하는 건 아니다. 모유 수유는 선택의 문제다. 모든 여성은 의학적인 이유, 개인적인 이유로 모유 수유를 하지 않을 자유가 있다. 내가 여기서 모유 수유를 권장하는 이유는 그쪽이 건강에 훨씬 이롭기 때문이다. 이는 비단 아기의 건강에 국한되는 얘기가 아니다. 대개 모유 수유가 신생아에게 좋은 이유는 웬만큼 알면서도 산모에게 끼치는 이로움은 간과하곤 한다.

모유가 질병 예방과 건강관리 차원에서 얼마나 탁월한 효과를 발휘하는지 하나하나 짚어보면 놀라울 정도다. 젖을 먹이면 난소암, 자궁암, 유방암의 발병 위험이 대폭 줄어든다. 또한 골다공증을 막는 효과도 있다. 노르웨이의 한 연구진은 50세부터 94세 사이의 여성 5천 명을 대상으로 15년간 추적 조사를 실시했다. 그 결과, 아기들을 젖을 먹여 키웠던 여성에 비해 그렇지 않은 여성은 고관절 골절을 입을 위험이 두 배나 높았다. 당뇨병이 있는 산모가 젖을 먹이면 신체의 인슐린 요구량이 줄어든다. 게다가 모유 수유를 하는 동안은 배란이 억제되기 때문에 소중한 난모세포를 잘 보존함으로써 폐경기를 늦출 수 있다(폐경에 대해서는 102쪽의 '폐경을 늦춰라'를 참조할 것).

아기에게 젖을 먹이는 기간은 나라와 문화에 따라 각기 다르다. 프랑스에서는 산모들이 평균 10주간 모유 수유를 하지만 아프리카에서는 이 기간이 2년, 이누이트족의 경우에는 7년까지 늘어난다. 그런데 모유의 이로운 효과를 감안한다면 되도록 오래 젖을 먹일수록 좋지 않을까? 임신과 무관하게 젖을 먹이면 또 어떤가? 모유 수유 그 자체를 질병 예방과 건강관리의 한 요소로 삼는다면? 사실 임신하지 않고도 젖을 먹이는 것은 얼마든지 가능하다. 불임 때문에 대리모에게서 아이를 얻거나 입양을 한 어머니들이 관심을 가질 만한 얘기다. 일단 모유의 분비에는 프로락틴과 옥시토신이라는 두 호르몬이 관여한다는 점을 알아두자. 그런데 이 두 호르몬의 분비를 자극하는 방법이 임신만은 아니다. 이 호르몬들의 분비는 (흔히 생각하는 것처럼) 난소가 아니라 뇌하수체가 결정한다. 따라서 그냥 젖꼭지를 반복해 자극하는 것만으로 젖이 나오게 할 수 있다. 갓난아기는 엄마의 젖꼭지를 힘차게 빨아서 본능적으로 이 반복 자극을 수행한다. 하지만 임신하지 않은 여성도 이런 자극으로 유즙을 분비할 수 있다. 실제로 이렇게 젖이 나오려면 유축기로 하루 12번 정도 젖꼭지를 빨아주어야 한다.

생후 18개월 아기에게 먹이는 젖도 생후 3개월 때 먹이는 젖과 마찬가지로 영양이 풍부하다는 점 또한 기억해둬야 한다. 어떤 연구들은 오히려 산후 18개월 때의 모유가 조금 더 좋다고까지 주장한다. 이스라엘의 한 연구진은 생후 2~6개월간 아이에게 젖을 먹인 엄마들의 모유와 12~39개월간 젖을 먹인 엄마들의 모유를 비교했다. 전자의 유지방 비율이 7퍼센트인 데 반해, 후자의 유지방 비율은 평균 11퍼센트였다. 첫 번째 집단의 모유 1리터는 740칼로리에 해당했고 두 번째 집단의 모유 1리터는 880칼로리였다. 엄마 입장에서도 모유 1리터를 만들어내는 데 740~880칼로리의 에너지를 소모한다고 생각하면 모유 수유가 체중 조절에 이롭다는 점을 알 수 있다.

모유는 아기의 면역력을 길러주기 때문에 앞으로의 건강에도 도움이 된다. 6개월 이상 모유를 먹은 아이들이 화분증(계절성 알레르기 비염) 같은 알레르기성 질환을 덜 앓는다는 연구 결과도 나와 있다. 모유를 6개월 이상 12개월 이하의 기간 동안 먹은 아이들은 알레르기성 질환 발병률이 29퍼센트 떨어지고, 1년 이상 먹은 아이들은 64퍼센트나 떨어졌다. 엄마도 아기에게 젖을 오래 먹일수록 제2형 당뇨병에 걸릴 위험이 낮아진다. 최소 1년 이상 모유 수유를 한 여성들은 모유 수유를 전혀 하지 않은 여성들에 비해 제2형 당뇨병을 앓을 위험이 15퍼센트 낮았다. 게다가 2년 이상 모유 수유를 한 여성들은 이후에 비교 집단보다 그러한 위험이 30퍼센트나 낮았다. 중년기부터 제2형 당뇨가 얼마나 흔히 나타나는지를 감안한다면, 이 결과는 마음에 새겨둘 만하다. 이처럼 엄마의 모유 수유는 아기에게나 엄마 자신에게나 선순환을 일으킨다. 또한 모유 수유를 하면 임신으로 증가

한 체중을 산후 6개월 동안에 더 빨리 뺄 수 있다. 하지만 장기간 모유 수유를 하는 여성은 영양이나 몸이 필요로 하는 성분이 부족해지지 않도록 각별히 신경 써야 한다. 그래서 경우에 따라서는 의사가 산모의 식단을 확인하고 적절한 식품 보조제를 처방하기도 한다.

모유 수유, 특히 모유를 오래 먹일 때의 장점에 대한 연구는 매년 쏟아져 나오고 있다. 이처럼 모유 수유를 아기와 산모의 질병 예방과 건강관리 관점에서 다루는 태도가 의학의 새로운 차원으로 부상하고 있다.

특히 임신과 별개로 모유를 분비한다는 발상은 새로운 연구의 길을 열어주었다. 이 추론을 더 밀고 나가, 임신하지 않은 여성이 유축기를 사용해서 1년간 매일 유즙을 배출한다면 어떻게 될까? 아기도 낳지 않은 여자가 젖을 짜다니, 근본적인 금기를 건드리는 면이 없지 않지만 그래도 생각해볼 만한 가치가 있는 문제다. 그렇게 할 경우 체중 관리, 당뇨 위험, 부인과 암 발병률에는 어떤 영향이 미칠까?

폐경을 늦춰라

여성이 일생을 살아가는 동안 생식에 관여하는 난모세포의 수는 매년 꼬박꼬박 줄어들기 때문에 이 세포를 아낄 수 있는 한 아껴야 한다. 여성의 평균 폐경기는 50세. 하지만 45세에 벌써 폐경이 되는 사람도 있고 55세가 되어서야 폐경을 맞는 사람도 있으니, 개인차가 매우 크다고 하겠다. 폐경은 난자를 다 써버렸다는 신호에 해당한다. 폐경기가 사람에 따라 10년씩 차이가 나는 원인으로는 여러 가지가 있을 수 있다. 여성 건강은 폐경과 함께 여러 가지 적신호와 맞닥뜨리기 때

> 문에 어떻게 해서든 폐경기를 늦춰야 한다.
> 폐경이 되면 심혈관계 질환, 골다공증, 노화와 관련된 피부 전반의 문제들이 불거지기 시작한다. 여기에는 인종적인 요인도 작용하는 듯하다. 예를 들어 일본 여성은 서양 여성에 비해 폐경이 늦은 편이다. 그러나 비유전적인 요인도 감지되는 만큼, 폐경을 늦추기 위한 노력은 충분히 가능하다. 나는 이전 책⁺에서 콜레스테롤 수치, 혈압, 흡연이 폐경기와 관계가 있다는 점을 지적했다. 이러한 요소들을 잘 관리하면 폐경을 7년 정도 늦출 수 있다. 이유는 간단하다. 난소의 혈관은 매우 섬세하고 민감해서 조직의 관류를 저해하는 변형이 일어나기 쉽다. 이러한 변형이 난자의 소비를 촉진하기 때문에 폐경이 그만큼 빨라지는 것이다.

임신 전에 고양이를 멀리하라

톡소포자충증(톡소플라스마증)은 사람에게 감염될 수 있는 동물의 병으로 분류된다. 톡소포자충증은 주로 고양이를 통해 감염되지만(고양이는 대개 잡아먹은 쥐를 통해 감염된다) 양(전체의 3분의 2), 돼지(3분의 1), 그리고 드물게는 소나 다른 짐승들과의 접촉에서 감염될 수도 있다. 애완용 고양이의 톡소포자충 감염 여부는 대체로 눈에 띄는 증상이 없기 때문에 검사를 해봐야만 알 수 있다. 동물로 인한 사람의 감염은 톡소포자충증이 있는 고양이와 한집에 살거나 덜 익은 고기나 날고기를 섭취함으로써 이루어진다. 사실 어른에게 톡소포자충증은 대수롭

+ Frédéric Saldmann, 《생명과 시간La Vie et le Temps》, Flammarion, 2011.

지 않은 병이다. 미열, 일시적인 근육통, 피로를 동반하고 임파선이 약간 붓는 정도로 가볍게 넘어가기 쉬운 병이다. 사람에 따라서는 전혀 증상이 없을 수도 있다. 문제는 임신부다. 임신 중에 톡소포자충에 감염되면 태아가 각종 신경 계통의 문제와 시각 장애를 동반하는 선천성 톡소포자충증에 걸려 태어날 확률이 높다. 만약 임신 초기의 톡소포자충 항체 검사 결과가 음성으로 나왔다면 주기적으로 피검사를 받고 다음의 사항을 준수해야 한다.

- 고양이를 멀리한다.
- 양고기는 먹지 않는다.
- 고기는 항상 바싹 구워 먹는다
- 과일과 채소는 항상 꼼꼼하게 씻어 먹는다. 씻어 나온 샐러드용 채소도 한 번 더 씻어 먹는다.
- 정원일이나 밭일처럼 흙을 만지는 작업을 삼간다.

임신하지 않은 여성이 톡소포자충 항체 검사를 받아보고 아직 항체가 없다는 사실을 알았다면 가급적 임신하기 전에 고양이들과 접촉하든가 핏기가 가시지 않은 양고기를 즐겨 먹어서 미리 이 병에 노출되기 바란다……. 솔직히 걸려도 상관없는 병이기 때문에 미리 한 번 겪어두면 장차 임신했을 때의 걱정거리를 하나 덜 수 있다. 하지만 안타깝게도 대다수가 임신을 하고 나서야 톡소포자충 항체 검사를 생전 처음 받아본다. 이때부터는 무슨 수를 써서라도 톡소포자충에 감염되지 않도록 조심하는 수밖에 없다.

쓸모없는 기관은 없다

편도선·맹장 수술은 최후의 수단이다

그렇다, 이 기관들이 없어도 사람은 얼마든지 살 수 있다. 맹장 수술이나 편도선 절제 수술을 받고 나서 이런 식으로 말하는 사람들을 많이 봤다. 사실 염증이 너무 심한 경우에는 절제하지 않으면 생명이 위험해질 수 있기 때문에 다른 선택의 여지가 없다. 하지만 지금은 상황이 많이 달라졌다. 의사들은 환자를 수술실로 보내기 전에 절제를 하는 편이 나을지 말지를 두고 심각하게 고민한다. 맹장염의 경우, 이제 CT 촬영이나 초음파 스캔 기술이 워낙 발달한 덕에 불필요한 수술을 많이 줄일 수 있게 되었다. 편도선의 경우는 항상 절제 수술보다는 의학적인 치료를 우선시하고 있다. 예전처럼 좀 많이 부었다 싶으면 바로 수술을 권하던 풍토는 사라졌다.

그 이유는 이 기관들이 쓸모없는 부속물이 아니라 신체가 감염과 맞서 싸울 때 적극적인 역할을 담당하는 기관이라는 인식이 자리 잡았기 때문이다. 편도선은 우리 몸의 면역에 관여한다. 기도와 식도 입구에 위치한 이 기관은 세균과 싸우는 첨병 노릇을 한다. 물론 편도선을 절제해도 신경절이나 골수 같은 다른 기관에서 면역 기능이 있는 세포들을 계속 생산할 수는 있다.

　프랑스에서는 지난 20년간 맹장 수술이 30만 건에서 8만 3천 건으로 크게 줄었다. 이 같은 변화는 두 가지로 설명할 수 있다. 우선 지금은 이전보다 정확한 진단이 가능하다. 맹장의 기능에 대한 인식도 달라져서 이제는 더이상 맹장을 있으나 마나 한 기관으로 보지 않는다. 어떤 연구자들은 맹장이 좋은 박테리아들을 비축하고 있다가 심한 설사 후에 장에 그 박테리아들을 다시 심어주는 역할을 한다는 사실을 확실히 입증했다. 게다가 맹장은 감염을 막는 면역 기능이 있는 세포들의 생산에도 관여한다. 얼마 전에는 미국의 로드니 맨슨Rodney Manson 교수팀이 맹장염을 항생제로 치료하는 방법을 실험해서 새로운 연구의 활로를 개척하기도 했다.

털이 지닌 교묘한 힘

우리 사회는 털을 부정적으로 바라본다. 콧수염, 턱수염을 기르는 남자들은 점점 더 찾아보기 어렵고, 여성들은 제모용 크림, 영구 제모술, 반영구 제모술, 레이저 제모, 왁싱 등을 애용하며 어떻게 해서든 털을 없애려고만 한다. 그런데 최근의 과학 연구 결과들은 체모에 우리가 지금까지 생각도 못 했던 용도가 있음을 보여주었다. 우리 몸의 털이 빈대 따위의 기생충을 막아준다는 것이다. 체모는 기생충이 자유롭게 돌아다니는 데 방해가 된다. 또한 털 없이 매끈한 피부보다 털이 있는 피부에서 기생충의 유무를 빨리 알아차릴 수 있기 때문에 아무래도 더 빨리 제거 조치를 취하게 된다. 영장류 중에서 오직 인간만이 벼룩 같은 기생충으로부터 해방되려고 털을 벗어던졌다는데, 과연 원하는 결과를 얻었는지 생각해봐야 할 문제다.

바라만 봐도 건강해진다

많은 이들이 병자와 접촉하기를 두려워한다. 질병과 감염에 대한 두려움이 병자를 멀리하게 하는 것이다. 나는 아무래도 의사이다 보니 이런 질문을 자주 받는다. "의사 선생님들은 늘 환자들을 상대하고 병원균이 득시글대는 환경에서 일하는데도, 어떻게 아무 문제가 없나요?" 독감, 간염, 그 밖의 각종 질병에 대한 예방주사를 맞았다는 말로는 충분히 설명되지 않는다. 최근 캐나다의 한 연구진이 재치 넘치는 연구를 발표해 세간의 선입견에 한 방을 먹였다.

피험자들이 딱한 모습의 병자 사진을 10분간 바라보고 나자 그들의 면역 체계가 좀 더 활성화되었다는 연구 결과가 있다. 피험자들에게 보여준 사진들에는 극심한 기침에 콧물이 줄줄 흐르고, 화농성 부스럼이 덕지덕지 잡혀 있는 사람들, 누가 봐도 감염성 질환을 앓고 있는 게 분명한 병자들의 모습이 담겨 있었다. 연구진은 사진을 보여준 후 피험자들의 혈액을 채취했다. 혈액을 분석해보니, 병자의 사진을 보고 난 뒤 피험자들의 백혈구에서 면역 반응에 관여하는 단백질인 사이토카인의 농도가 4분의 1가량 더 높아졌다.

실제로 이들의 면역 체계는 보다 많은 자극을 받았을 때 감염성 요인들에 대처할 수 있었다. 그 밖에도 어떤 종류의 시각적인 정보가 면역 체계를 자극할 수 있는가에 대한 연구들이 있었다. 일례로 한 연구에서는 피험자들에게 총을 들고 위협하는 남자들의 사진을 보여주었다. 이때는 혈액검사에서 의미 있는 수준의 면역력 증강이 관찰되지 않았다. 어쨌든 이 놀라운 연구 결과를 생각해본다면, 병자들이 무조건 역병을 옮기기라도 할 것처럼 일단 피하고 보는 태도는 재고해야 하지 않을까.

6

의사에 의존하지 않는 일상 처치법

> "진정한 자유는 자신에 대해
> 모든 것을 할 수 있는 자유다."
>
> ─ 몽테뉴

약에 의존하지 않고 손으로 간단히 처치해도 나을 수 있는 증상은 꽤 많다. 신체의 몇몇 부위를 정확히 짚어서 자극하기만 해도 특정한 생리학적 반응을 활성화할 수 있다. 손으로 직접 치료한다는 발상은 심장학을 공부하던 시절부터 내 심중에 있었다. 심장학은 매우 엄밀한 학문이지만 이 분야에서도 맨손으로 환자를 치료할 일은 있다. 이를테면 심장마사지는 심장학에서 가장 아름다운 몸짓의 하나라고 할 만하다. 흉부의 한 지점을 규칙적으로 압박함으로써 방금 죽은 사람을 다시 살려낼 수도 있다고 생각해보라.

이 외에도 사람의 손가락을 써서 치료하는 심장 질환도 있다. 의대생 시절에 그런 처치를 처음 접했다. 환자는 방실결절회귀성 빈맥(잦은맥박)을 앓는 16세 소년이었다. 이 병의 특징은 심장박동이 간헐적으로 심하게 빨라지는 것이다. 정상적인 심장박동 수는 1분에 70~80회 정도인데, 빈맥 발작이 일어나면 1분에 250회까지도 박동한다. 그 소년은 얼굴이 해쓱해져서는 땀을 막 흘리며 당장이라도 혼절할 것 같았다. 치료사가 손가락으로 소년의 목의 한 지점을 문질렀다. 그러자 거짓말처럼 불과 몇 초 만에 놀라운 변화가 일어났다. 소년의 심장박동이 대번에 정상 리듬을 되찾은 것이다. 안색도 다시 발그레해졌다. 소년은 이제 전혀 불편한 기색이 없었다. 해부학적으로 정확한 신체 부위를 자극해서 끌어낸 생리학적 반응이었다. 나는 심장학이 아닌 여러 다른 의학 분야에서도 인체의 특정 지점을 압박하거나 문지르는 처치를 발견했다. 이런 처치들을 기회가 될 때마다 익혀둘 수 있다면 의사나 약사를 찾지 않고도 자기 힘으로 신체의 불편함을 대부분 해결할 수 있을 것이다.

절체절명의 응급 상황 대처법

심장 질환 응급 처치법

매년 5만 명의 프랑스인이 심장마비로 사망한다. 심장마비를 목격한 사람이 심장마사지를 실시하는 경우는 20퍼센트도 되지 않는다는 점을 생각할 때마다 심장마사지가 좀 더 널리 보급되지 못한 현실이 유감스럽다. 심장정지(심정지)를 목격한 상황에서는 어설픈 심장마사지라도 아예 하지 않는 것보단 낫다. 뭐라도 하지 않으면 그 사람에겐 생존의 기회가 아예 없으니 말이다. 사람 일은 모르는 법이니 여러분도 다음의 응급처치법을 익혀두기 바란다.

- 일단 환자의 심장이 더이상 뛰지 않는지를 확인한다.
- 구급차를 부른다.
- 환자를 바닥에 눕혀놓고 두 손을 포갠 채 팔을 뻗어 환자의 가슴팍 한가운데를 압박한다.
- 1분에 100회 정도 두 손에 체중을 실어 흉곽 부분을 반복적으로 압박한다.
- 구급차가 도착할 때까지 압박과 이완을 계속한다.

주저하지 말고 최대한 오래 심장마사지를 계속해야 한다. 1998년 프랑스 전 내무장관 장피에르 슈벤망은 수술을 받던 중에 심장정지를 일으켰다. 의료진의 심장마사지는 57분 동안이나 계속되었다. 그렇게 한 시간 가까이 심장마사지를 받고 나서야 그의 심장은 다시 뛰기 시작했다. 며칠 후, 슈벤망은 아무 후유증 없이 퇴원했다.

흉골을 주먹으로 치는 방법에 대해서도 말해두련다. 이것도 심장을 심정지 상태에서 되살려내는 방법의 하나다. 심정지 상태에 빠진 사람의 흉골을 주먹으로 세게 치면 가벼운 전기 충격과 비슷한 효과가 있다. 그래서 어떤 사람들은 이 방법을 '가난한 자들의 전기 충격 요법'이라고 부르기도 한다. 실제로 심정지를 일으킨 심장에 이 방법을 사용할 경우 25퍼센트는 심장박동이 돌아온다. 비록 현장을 지켜본 사람들은 의사가 환자의 가슴을 세게 두들겨 패는 모습을 보고 충격을 받기는 하지만…….

앞서 방실결절회귀성 빈맥을 신체의 특정 부위를 손가락으로 누르기만 해도 다스릴 수 있다고 말했다. 이런 유의 치료가 어떻게 가능한지를 이해하려면 몇 가지 의학적인 개념을 알아야만 한다. 우리 몸에는 심장이 너무 빨리 뛰지 않도록 브레이크를 거는 역할을 하는 신경(미주신경)이 있다. 방실결절회귀성 빈맥의 경우, 의사가 브레이크를 밟듯 이 신경을 눌러주면 심장박동이 정상 리듬을 되찾게 되는 것이다.

미주신경을 자극하는 방법은 여러 가지가 있다. 한쪽 경동맥을 20초간 마사지하는 방법은 환자가 아테롬성 동맥경화증이 없는 젊은 사람인 경우에 한해 실시한다. 안구를 30초 정도 지그시 눌러주는 방법도 동일한 효과를 얻을 수 있다. 그러나 망막박리, 녹내장, 근시가 있는 사람과 콘택트렌즈 상용자, 최근에 시력 교정 수술을 받은 사람에게는 이 방법을 적용할 수 없다. 여담으로 말해두자면, 과학자들은 같은 이유에서 우리가 눈을 비빌 때 심장박동 수가 낮아지는 현상을 주목했다. 미주신경을 자극하는 다른 방법들도 있다. 가령 입을 벌리고 목젖 부근까지 손가락을 집어넣으면 구역질이 올라오는데 이때도 미주신경은 자극을 받는다. 조금 덜 괴로운 방법으로, 찬물을 단숨에 들이켜는 것도 좋다.

그런데 미주신경이 지나치게 자극을 받으면 미주신경성 쇼크를 일으킬 수도 있다. 이때는 혈류가 뇌에 산소가 담긴 혈액을 충분히 전달하는 수준에 미치지 못하므로 당사자가 잠깐 정신을 잃기도 한다. 심장박동이 너무 느려지면 혈압이 떨어진다. 이때는 안색이 창백해지고 심하면 기절하기도 한다. 이런 위급 상황에서는 환자의 뇌에 혈액이 잘 공급되도록 다리를 90도로 들어 올려준 뒤 구급차가 도착할 때까지 기다린다.

목에 이물질이 걸렸을 때

특히 어린이나 노인에게 이런 일이 잦다. 음식을 먹다가 잘못 삼킨 뼛조각이나 과일 씨 같은 이물질이 위장으로 내려가지 못하고 기도를 가로막아버리는 경우다. 운이 좋으면 심하게 기침을 해서 이물질을 뱉어낼 수 있다. 하지만 기침으로 이물질을 밀어내지 못하면 당사자는 말 그대로 숨 막히는 괴로움을 겪게 되고, 실제로 기도가 막히면 질식에까지 이를 수도 있다.

목에 뭔가가 걸린 사람이 숨을 못 쉬는 상황이라면 일분일초도 허비해선 안 된다. 구조대나 구급차를 기다리다간 너무 늦어버릴 위험이 있다. 이런 상황에서 가장 먼저 할 일은 환자가 앞으로 살짝 구부린 자세를 취하게끔 붙잡고 서서 등을 세게 반복적으로 두드리는 것이다. 이렇게 해도 계속 숨을 못 쉬는 상황이 있을 수 있다. 입으로 공기가 드나드는 기척이 전혀 없는지, 환자의 입에서 아무 소리도 안 나는지 확인해봐야 한다. 숨을 못 쉬는 사람은 기침조차 하지 못한다. 이 경우에는 자세를 바꾸어 환자를 뒤에서 안고 환자의 두 발 사이에 자신의 한쪽 발을 둔다. 주먹으로 환자의 위장 부위(흉골 아래)를 짚고 다른 쪽 손으로는 위장을 짚은 주먹을 감싼 채 두 손을 자기 몸쪽으로 위를 향해 끌어올린다(J자를 그리는 느낌으로). 이물질을 삼켜 질식 상태에 빠진 사람을 주먹을 써서 소생시키는, 일명 하임리히 요법은 응급구조대원이 오기 전에 혼자서도 충분히 시행할 수 있다. 그러나 임신부와 아기에게는 하임리히 요법을 쓸 수 없고, 다른 조치가 필요하다. 덧붙여 말해두자면, 환자를 거꾸로 매달거나 손가락을 입에 넣어 토하게 하는 방법은 절대 쓰면 안 된다(구토 시 흡입이 일어날 위험이 있다).

출혈을 멈추는 방법

대수롭지 않은 코피는 손가락으로 누르기만 해도 멎는다. 코피가 난다 싶으면 일단 의자나 바닥에 앉는다. 피가 엉긴 덩어리가 있다면 빼줘야 하기 때문에 제일 먼저 조심스럽게 코를 한 번 풀어준다. 그 다음에는 (피가 목구멍으로 넘어가서 구토를 유발하지 않도록) 고개를 앞으로 숙인다. 그러고 나서 엄지와 검지로 콧날을 10분쯤 쥐고 있으면 피가 응고되면서 출혈이 멈출 것이다. 물론 한쪽 콧구멍에서만 피가 난다면 그쪽만 눌러줘도 충분하다.

또 어떤 경우에는 구급차가 도착할 때까지 손가락 하나로 출혈을 막아 목숨을 건질 수도 있다. 사고로 팔이나 다리에서 심한 출혈을 동반하는 상처가 났을 경우가 그렇다. 이때의 처치 요령은 간단하다. 출혈 부위를 손가락이나 손바닥 전체로 압박해서 피가 나오지 못하게 막기만 하면 된다. 물론 위생상의 이유로 가급적 상처와 손 사이에 깨끗한 거즈나 면 손수건 등을 두는 편이 좋다. 대형 사고의 희생자들이 주변 사람들이 당황해서 안절부절못하는 사이에 안타깝게도 사망하는 경우가 얼마나 많은지 모른다. 한편 하지정맥류 파열도 출혈을 동반한다. 이때 적절한 조치를 취하지 않으면 환자는 과다 출혈로 사망에 이를 수 있다. 먼저 환자를 눕히고 다리를 90도로 들어 올린 후 출혈이 있는 부분을 손으로 눌러준 상태로 구조대를 기다려야 한다.

눈, 코, 입을 만지는
손길의 힘

치아 건강을 위한 잇몸 마사지

건강한 잇몸은 치아 관리에 매우 중요하다. 식사 후 반드시 이를 닦아야 하는 것은 물론이고, 매일매일 잇몸을 관리해주면 튼튼한 치아를 오래 유지하는 데 큰 도움이 된다. 엄지와 검지로 잇몸을 잡고 부드럽게 눌러주면 구강 건강관리에 효과적이다. 이 마사지는 잇몸의 혈액순환을 돕는데, 특히 잇몸 중에서도 민감하거나 통증이 있는 부위를 개선하는 효과가 있다. 이처럼 매일 쉽게 할 수 있는 잇몸 마사지가 이를 얼마나 튼튼하게 하는지 모른다. 여름에 점심을 먹고 얼마 안 되어 해수욕을 즐기러 나가게 되거든 바닷물 속에서 잇몸 마사지를 해보기 바란다. 바닷물의 살균 작용까지 더해져 더 좋은 효과를 얻을 수 있을 것이다.

코막힘을 스스로 해결하는 법

코가 막히면 활력이 떨어진다. 후각이 일으키는 기분 좋은 감각들을 죄다 잃기 때문이다. 공기가 콧구멍으로 제대로 들어오지 못하면 그만큼 숨 쉬는 게 힘들고 피로감이 높아진다. 또한 코가 막히면 식욕이 감퇴하고 성욕도 줄어든다. 우리의 코는 폐로 유입되는 공기를 깨끗하게 하고 습기와 온도를 조절하는 역할을 한다.

일단 코에는 일종의 순환 주기가 있다는 점을 알아두자. 코는 평균 세 시간에 한 번꼴로 어느 한쪽 콧구멍이 막히게 마련이다. 마치 양쪽 콧구멍이 번갈아 가며 잠시 휴식을 취하는 것처럼 말이다. 시간이 흐르면 그다음에는 반대쪽 콧구멍이 잠깐 막힌다. 하지만 우리는 한쪽 콧구멍으로만 계속 숨을 쉴 수가 없다. 평균 세 시간이라고 했지만 이 순환 주기는 사람에 따라 한 시간에서 다섯 시간까지 다양하다. 이런 현상은 코의 혈관이 수축과 팽창을 번갈아 하기 때문에 발생한다. 코 점막의 혈관들이 교감신경의 자극을 받아 수축하는 것이다.

코막힘을 완화하는 간편하고 효과적인 방법을 소개한다. 엄지와 검지로 양쪽 눈썹 사이를 30초 정도 강하게 압박하면서 동시에 혀로 입천장을 세게 눌러준다. 효과가 즉각적으로 나타나면서 코가 상쾌하게 뚫리는 느낌이 들 것이다. 해부학적으로 따지자면 접형구개신경절에 위치한 특정한 교감신경이 자극을 받아 코의 혈관 수축이 일어나면서 코막힘이 해소되는 것이다. 콧물이 자연스럽게 생성되어 코가 막혔다가 뚫리기도 하는 일반적인 경우에는 굳이 이런 조치를 취할 필요가 없다.

우리 코는 생리학적으로 어떤 상황에서 저절로 막히기도 하고 뚫리기도 한다. 힘을 많이 쓸 때, 가령 달리기를 할 때는 코가 뚫리면서 상쾌한 느낌이 든다. 하지만 똑같이 힘을 많이 쓸 때라도 성관계 중에는 코가 막히기 쉽다. 특히 비아그라류의 성기능 보조제를 복용하는 남성에게서 이러한 현상이 잘 나타난다.

코의 습도를 유지하는 것도 중요하다. 가끔은 콧속이 지나치게 건조해서 피가 나기도 한다. 이때는 간단한 처치를 통해 금세 콧속을 쾌적하게 만들 수 있다. 잠자리에 들기 전에 솜을 물에 적셔서 양쪽 콧구멍에 넣었다가 2분 후에 꺼내보라. 이 방법은 코를 편안하게 해줄 뿐만 아니라 일부 전문가들의 의견에 따르면 코골이를 완화하는 효과까지 있다고 한다.

수영을 하고 난 뒤 귀와 코 속에 남은 물기를 제거하는 방법도 알아두면 좋다. 당연한 얘기지만 코는 풀어버리면 된다. 귀는 고개를 기울여 자연스럽게 물이 흘러나오게 해야 한다. 귓속에 섣불리 면봉 같은 것을 집어넣어 물기를 제거하려고 해선 안 된다.

안구건조증을 예방하는 마사지

현재 프랑스 국민의 3분의 1이 안구건조증에 시달리고 있다. 안구건조증이 이렇게 급증한 데는 대기오염, 담배 연기, 미세 먼지, 장시간 컴퓨터 모니터를 들여다봐야 하는 업무 환경, 인구 고령화 등 여러 가지 요인이 있다. 사실 나이가 들수록, 특히 여성의 폐경 이후에는 눈물샘의 기능이 점점 떨어진다. 눈이 건조하면 여러 가지 불편함이 발생한다. 일단 눈이 빡빡하다못해 가렵거나 따갑고, 추위와 빛에 민감해진다. 가장 보편적으로 나타나는 현상은 눈의 피로다. 그런데 이 피로를 그냥 일반적인 피로로 착각해서는 안 된다. 고된 하루 일을 마치고 난 밤에는 으레 눈이 피곤해서 자꾸 감기는 느낌이 드는데, 이때는 그냥 푹 자면 된다. 그러나 안구건조증으로 인한 눈의 피로는 정신이 말똥말똥한 한낮에도 우리 뇌에 몸이 피곤하다는 반사적인 신호를 보내기 때문에 문제가 된다.

따라서 안구건조증을 그냥 방치해선 안 된다. 눈꺼풀에 있는 마이봄선(눈꺼풀판샘)은 눈을 외부의 이물질로부터 보호하는 피지를 분비함으로써 윤활 작용을 담당한다. 그런데 나이를 먹을수록 이 피지가 진득해져서 쉽게 분비되지 못하기 때문에 우리 눈이 건조해진다.

눈을 편안하게 하는 간단하고 효과적인 방법이 있다. '눈꺼풀을 따뜻하게 마사지한다'는 원칙에 따른 것인데, 눈은 따뜻한 상태에서 풀어줘야만 피지가 부드럽게 잘 분비될 수 있다. 눈꺼풀을 따뜻하게 할 때는 더운 물에 적신 장갑이나 헝겊을 10분 정도 눈꺼풀에 올려놓는 방법을 추천한다. 단, 눈꺼풀에 올리기 전에 손등으로 온도를 반드시 확인하기 바란다. 마이봄선(눈꺼풀에서 지방을 분비하는 샘)을 따뜻하게 하면 피지가 잘 분비되는데 이때 안구 주위를 손가락으로 부드럽게 마사지해주면 윤활 작용이 더욱 원활해진다. 눈꺼풀 마사지를 하기 전에 손을 잘 씻는 것도 잊어선 안 되겠다. 안구건조증이 있다면 하루 두 번 이 방법을 써볼 것을 추천한다. 이 정도로는 개선의 효과를 볼 수 없을 만큼 안구건조증이 심각하다면 안과의에게 처방을 받아 수시로 인공 눈물을 점안해야 한다. 그리고 눈꺼풀의 위생을 감안해서 최소한 일주일에 한 번은 베갯잇을 갈아주기 바란다.

최근 일본에서 발표한 연구에 따르면, 카페인과 눈물의 생성 사이에 연관성이 있다고 한다. 일본 연구자들은 하루 네 잔 이상의 커피나 열 잔 이상의 녹차를 마시면 안구건조증이 눈에 띄게 호전된다는 사실을 밝혀냈다. 이 관찰 연구는 실제로 차를 많이 마시는 사람들은 눈이 빡빡하다고 호소하는 경우가 드물다는 사실에 착안한 것이다.

일상의 문제 증상을 해결하라

딸꾹질을 효과적으로 멈추는 방법

딸꾹질은 식사를 너무 많이 하거나 너무 급하게 하고 난 후, 큰 소리로 웃거나 기침을 하고 난 후, 담배를 피우고 난 후에 자주 발생한다. 어쩌다 가끔 하는 딸꾹질은 전혀 문제 될 게 없지만 습관적으로 딸꾹질을 많이 하는 사람은 한 번쯤 의사와 상담해보기 바란다.

딸꾹질을 멈추는 방법으로는 여러 가지가 있는데 사람마다 잘 듣는 방법이 다르다. 따라서 이것저것 시험해보고 자신에게 맞는 방법을 찾을 필요가 있다. 잘 알려진 제일 간단한 방법은 물을 큰 컵으로 가득 마시는 것이다. 가슴을 최대한 부풀리고 양쪽 어깨뼈가 서로 가까워지도록 두 손을 뒤로 모아 쭉 뻗은 채 10초간 자세를 유지하는 방법도 있다. 잠깐 숨을 멈추거나 일부러 호흡을 천천히 하면서 숨쉬는 리듬을 조절해보는 것도 효과가 있다. 웃자고 하는 얘기인데, 오데Odeh 교수팀은 여러 가지 약과 처치에도 좀체 멈추지 않는 딸꾹질을 멈추는 기발한 요법을 제안하기도 했다. 항문에 손가락을 집어넣고 마사지해서 딸꾹질을 멎게 할 수 있다는 것이다. 오데 교수는 항문과 직장에 분포된 신경섬유들을 자극하면 반사적으로 딸꾹질이 멈춘다는 원리에서 출발했다. 다른 방법들을 모조리 동원해도 멈추지 않는 끈질긴 딸꾹질에만 이 방법을 적용할 만하다는 점은 굳이 말할 필요도 없겠다.

옆구리가 결린다면

운동 마니아나 운동선수들은 주로 옆구리에 급격한 통증을 느끼곤 한다. 경우에 따라서는 쇄골, 복부, 위장 부위에서도 그러한 통증을 겪는다. 이런 사람들은 운동량을 갑자기 늘리지 않도록 주의하고, 수분을 충분히 보충하며, 소화가 한창 활발히 이루어지는 식사 직후에는 운동을 삼가야 한다. 이렇게 하면 옆구리 결림을 줄일 수 있다. 그래도 옆구리가 당기고 아프다면 아픈 부위를 세게 눌러준다. 대개 효과는 빠르게 나타난다. 혹은 몸을 앞으로 숙이고 숨을 크게 내쉬어보라. 이렇게만 해도 옆구리 결림이 완화되는 효과를 얻을 수 있다.

침 뱉기에도 요령이 있다

공중도덕이라든가 문화적인 이유에서 침 뱉기를 주저하는 사람들이 많다. 침을 뱉지 않는다고 해서 문제 될 것은 없다. 하지만 기관지의 분비물이 몸속에 지나치게 많이 쌓이면 가래 기침을 유발한다. 어떤 사람들은 이런 증상을 해결하기 위해 시럽이나 항생제를 복용하지만, 사실 가래를 제대로 뱉어내는 방법이 훨씬 쉽고 깔끔하다. 요컨대 담(가래)을 잘 없애는 것이 관건이다.

일단 숨을 최대한 크게 들이마신다. 이 연습을 반복해서 폐활량을 늘리기를 권한다. 숨을 깊이 들이마셨다면 이제 복부 근육을 밀어내는 느낌으로 날숨이 힘차게 나가도록 세게 내쉰다. 이 연습을 여러 번 하고서 가래침을 뱉어내면 폐를 깨끗이 청소하는 셈이다. 단, 주위 사람들에게 불쾌감을 주지 않도록 이 연습은 혼자 있을 때만 하자.

어렵지 않은 연습으로 폐도 깨끗해지고 숨도 더 잘 쉬게 되니, 이보다 더 좋을 수 있을까.

뱃멀미를 줄이는 요령

선상에서 아름다운 경치를 한껏 즐겨야 하건만 그놈의 뱃멀미 때문에 여행이고 뭐고 끔찍하기만 했던 경험이 한 번쯤은 있을 것이다. 뱃멀미 고생을 덜어주는 아주 간단한 방법이 있다. 벽과 가까운 바닥에 등을 대고 똑바로 눕는다. 그다음에는 다리를 벽에 붙여서 90도로 세우고 2분 정도 그 자세를 유지한다. 불편한 속이 쉽게 가라앉을 것이다. 다시 상체를 세운 후에는 눈을 감거나 파도를 바라보지 말고 가급적 멀리 있는 한 점을 가만히 응시하라. 이렇게 하면 뱃멀미가 한층 덜 고생스러울 것이다.

연기증[+] 이나 소화불량은 손가락 두 개로

위장이 팽창해 있으면 금세 불편한 느낌이 든다. 밥을 먹으면서 공기

+ 계속 트림이 나오는 증상.

를 너무 많이 들이마셨을 경우에 바로 이런 현상이 나타난다. 식사 중에 말을 너무 많이 하거나 탄산음료를 많이 마셨을 때 주로 공기가 많이 들어가 위장을 압박하는데, 이렇게 되면 어느 정도 포만감이 들기도 하지만 몇 시간이나 지나야 배가 꺼지기 때문에 아무래도 거북하다. 또한 과식을 했을 경우에는 위장이 음식물을 제대로 내보내지 못해서 속이 더부룩하고 힘든 상태, 즉 소화불량이 일어나기도 한다.

소화불량과 식중독은 엄연히 다르다. 식중독은 설사, 구토, 발열을 동반한다. 하지만 소화불량은 그저 기름진 음식, 술, 돼지고기 가공식품, 케이크, 소스 따위를 너무 많이 먹어서 일어나는 증상이다. 음식물을 장으로 밀어내기 힘들 만큼 위가 꽉 찬 상태라고 할까. 소화가 버겁기 때문에 구토감, 피로, 두통까지 느껴지고 식욕도 사라진다.

위에 가스가 많이 차거나 소화불량일 때 가스를 빼는 데 도움이 되는 간단한 처치 방법이 있다. 두 손가락을 목구멍에 집어넣되 너무 깊이 집어넣으면 구토를 유발하니 주의하기 바란다. 이렇게 하면 가스가 빠져나와 금세 속이 좀 나아진다. 적어도 하루 종일 또는 밤새도록 속이 더부룩해서 고생하지는 않을 것이다.

쥐가 날 때의 응급처치

여기서는 심각한 원인이 아닌 잠깐 다리에 쥐가 나는 경우만을 다루겠다. 이러한 증상은 근육 전체나 일부에 수축이 일어나기 때문에 발생한다. 쥐는 우리의 의지와 상관없이 갑자기 난다. 그런데 만약 신체의 특정한 부위에 자주 쥐가 난다면 진찰을 받아봐야 한다. 수분 부족, 알코올 섭취, 흡연, 추위도 근육을 수축시켜 쥐가 나게 하는 원인이 될 수 있다. 이때는 그냥 일어나서 잠시 걷는다든가 하는 반사적인 행동만으로도 문제가 해결된다. 엄지발가락을 뒤쪽으로 꺾어서 근육을 잡아당겨주는 것도 하나의 방법이다. 효과는 대체로 곧바로 나타난다.

조루를 집에서 해결하는 법

조루로 고민하는 남성들이 생각보다 꽤 많다. 조루는 자신의 성생활뿐만 아니라 연인이나 배우자의 성생활까지 망치기 때문에 문제가 된다. 삽입에서 사정까지의 시간이 1분이 채 안 될 정도로 사정을 지연시키는 능력이 달린다면 성생활이 만족스러울 리 없다. 조루가 심한 남성은 삽입 전의 가벼운 자극에도 바로 사정해버린다. 남성은 이런 상황에서 수치심, 자기 자신에 대한 분노, 죄의식을 느끼고 자신감을 크게 잃는다.

어떤 경우든 상황을 비관적으로 생각하지 말고 상대방과 충분한 대화를 나누며 해결 방법을 모색해야 한다. 특히 새로운 파트너와의 첫 관계에서 조루 증상을 경험했다면 시간을 두고 지켜봐야 한다. 이 경우에는 파트너와의 관계에 차츰 익숙해지면서 문제가 저절로 해결되기도 하기 때문이다. 하지만 이런 경우가 아니라면 조루는 불안과 좌절을 불러오기 때문에 반드시 치료해야 한다. 우리는 긴장을 풀고 충족감을 느끼기 위해 섹스를 한다. 스트레스와 좌절감을 안겨주는 조루는 성생활의 온갖 이점을 갉아먹는다.

조루 자가 치료법으로 단순하면서도 효과적인 '스퀴즈squeeze' 요법이 있다. 미국의 두 과학자 매스터스Masters와 존슨Johnson이 이 방법을 완벽하게 정립해준 덕에, 조루로 고생하던 남성들 대부분이 효과를 보았다. 스퀴즈는 두 파트너 사이의 점진적인 재교육 방법이라고 할 수 있다. 실제로 몇 주에 걸친 훈련으로 사정을 차츰 늦추어, 보통 남성의 사정 지연 시간에까지 도달하는 효과를 볼 수 있다. 사정을 지연시키고 싶을 때 여성이 남성의 귀두 아랫부분을 엄지와 검지와 중지의 세 손가락으로 감싸듯 잡는다. 이때 검지는 귀두 위쪽, 중지는 귀두 아래쪽을 잡는다. 남성이 사정을 할 것 같은 느낌이 들면 파트너에게 신호를 보내어 엄지와 다른 두 손가락으로 힘주어 눌러 사정을 지연시키게 한다. 이런 연습을 반복하면서 차차 사정 지연 시간을 늘려나간다. 사정 지연 시간을 조절할 수 있게 되면 남성의 성생활은 완전히 달라진다. 스퀴즈 요법은 몇 주, 길게는 몇 달간 지속적으로 실시해야 한다. 혹시 이 요법으로 진전을 보지 못하더라도 의사가 처방할 수 있는 다른 방법들이 있으니 좌절할 필요는 없다.

100세까지 거뜬하게

의학의 발달에 힘입어 이제 나이가 꽤 있는 남성도 성생활을 무리 없이 즐길 수 있게 되었다. 테스토스테론 패치와 국소용 크림도 경우에 따라서는 성욕 감퇴를 물리치는 데 도움이 된다. 동맥을 뚫거나 문제가 있는 혈관을 바로잡는 수술도 가능하다. 발기를 적극적으로 보조하는 약물도 점점 더 많이 개발되고 있다. 조루의 치료는 일부 남성들의 말 못 할 괴로움을 상당 부분 해결해준다. 의학적으로 조루는 삽입부터 사정까지 걸리는 시간을 본인의 의지대로 1분 이상 연장하지 못하는 경우를 가리킨다. 이 경우 배우자나 연인이 아무리 마음을 써주고 배려하더라도 당사자는 수치심을 느끼고 자신의 남성성에 문제가 있다고 비관하기 쉽다. 그러나 이제는 이러한 남성들도 의학의 도움을 받아 좀 더 마음을 편히 가질 수 있게 되었다.

즐겨라,
성생활을
즐겨라

> "열정이란 무엇인가? 저항할 수 없는 끌림이다.
> 나침반 바늘이 항상 북극을 가리키는 것과 같은."
> ― 마들렌 샤프살

통계 자료, 다분히 암시적인 광고들, 그리고 (우리 모두 솔직해지자) 우리의 일상적인 상념들을 감안하건대 섹스는 우리 관심사의 한가운데를 차지한다. 그렇지만 점점 더 많은 사람이 성의학자를 찾는 현상으로도 미루어 알 수 있듯이 섹스만큼 수많은 오해와 선입견을 낳는 것도 달리 없다. 수많은 성 관련 치료는 넘쳐나는 '공식적인' 정보와 각자의 성 경험 사이에서 갈팡질팡하는 사람들이 얼마나 많은지를 보여 준다. 우리 사회가 워낙 경쟁적인 탓에 사실상 '성 능력'과 '성숙한 성생활'을 곧잘 혼동할 만도 하다. 하지만 행복한 성생활은 건강한 정신과 신체의 바탕이다. 시계가 잘 가고 있는지 살펴보고 시간을 다시 맞춰볼 때가 됐다.

리비도를 발견하라

자기 자신에게 물어보라

성생활의 바탕은 리비도다. 리비도는 성 충동과 관련된 에너지로 정의할 수 있다. 남성에게나 여성에게나 모든 것은 상대에 대한 욕구, 처음에 확 이는 불꽃에서부터 시작된다. 심리적인 요소들만 리비도에 영향을 미치는 것은 아니다. 매우 구체적인 생리적·생물학적 요소들이 성욕을 부채질하기도 하고 단번에 꺼뜨리기도 한다. 어쨌든 성욕은 대체로 나이 든 사람보다는 젊은 사람 쪽이 왕성한 편이지만 개인차가 크다. 상황, 파트너가 중요한 변수인데, 가끔은 그 밖의 요소들도 개입한다.

성욕 감퇴는 인생의 어느 시기에나 나타날 수 있는 현상이다. 이때는 어째서 자신이 예전처럼 상대를 갈망하지 않는지 스스로 이해하기 위해 자신의 성적 욕망에 여러 가지 의문을 품게 마련이다. 형이상학적인 질문들을 던지기에 앞서 혹시 어떤 약을 복용하면서부터 성욕이 감퇴하지는 않았는지 확인해보기 바란다. 사실 성욕 감퇴라는 부작용을 일으킬 수 있는 약물은 꽤 많기 때문이다. 의약 분야의 바이블로 통하는 《비달 의학 사전》만 들춰봐도 그 점은 쉽게 확인할 수 있다. 가령 콜레스테롤 수치를 낮춰주는 약, 일부 경구피임약은 성적 흥분과 성욕을 떨어뜨린다. 이 경우에는 피임약을 바꾸기만 해도 성욕에 다시 불이 붙을 것이다……. 요컨대 대수롭지 않은 치료를 받는 중이더라도 자신이 복용하는 의약품 설명서는 반드시 잘 챙겨 읽고, 혹시 그러한 치료가 성욕 감퇴의 원인으로 의심되거든 주치의와 상담을 하기 바란다.

몇 분이 가장 이상적일까?

섹스는 강력한 힘을 발휘하지만 앞서 잠깐 언급했듯이 무수한 선입견을 낳는 근원이기도 하다. 바로 그러한 선입견이 조화로운 성생활이 무르익는 것을 방해할 수도 있다. 섹스의 적절한 지속 시간은 소리 없이 여러 커플을 망가뜨리는 민감한 주제 중 하나다. 어떤 커플은 기탄없이 대화를 나누고 어떤 커플은 침묵을 지키는데, 어찌 됐든 이 의문 자체는 풀리지 않는다. 캐나다인 연구자 코티Corty와 미국인 연구자 가디아니Guardiani는 이 문제를 확실히 하기로 작정하고 성관계의 이상적인 지속 시간에 대해 연구했다. 여기서 말하는 지속 시간이란 삽입부터 사정까지 걸리는 시간을 말한다. 실험에 참가한 커플들은 성관계를 가질 때마다 지속 시간을 측정하고 자신이 느낀 쾌감에 대해 코멘트를 남겼다. 연구자들조차 자신들의 연구 결과에 깜짝 놀랐다. 커플들 사이에서는 3~7분 내의 섹스가 적당하다는 답변이 대다수를 차지한 것이다. 또한 커플들은 가장 바람직한 섹스 지속 시간은 7~13분이라고 보았다. 1, 2분 만에 끝나버리는 섹스는 문제가 있지만 그렇다고 10~30분, 혹은 그 이상을 원하는 것도 아니었다.

이 연구 데이터는 이상적인 섹스 시간에 대한 세간의 고정관념(약 20분)을 완전히 무너뜨렸다. 과유불급은 섹스에도 적용되는 걸까. 관계를 길게 갖는다고 해서 피험자들이 경험한 쾌락의 기준이 충족되는 것은 아니었다. 이러한 결과는 균형 잡힌 성생활에 시사하는 바가 크다. 실제로 많은 커플들이 자신들의 섹스는 평균보다 짧게 끝난다고 잘못 생각하고 있기 때문이다. 이러한 선입견은 좌절, 실망, 심하게는 자괴감과 우울감까지 느끼게 한다. 잘하고 있으면서 '나는 잘못해'라고 생각하는 사람들이 너무 많다! 그런 면에서 생물학적·생리적 현실을 바로 보는 작업이 때로는 꼭 필요하다. 현실을 제대로 알고 나면 쓸데없이 미안함이나 부끄러움을 느끼지 않게 되고, 터무니없는 성 능력을 꿈꾸는 일 없이 성생활을 더 즐겁게 누릴 수 있다. 섹스는 행복과 삶의 기쁨을 더해주는 중요한 요소다.

현재 전 세계 학자들은 우리가 사랑에 빠지는 현상을 두고 활발한 연구를 전개하고 있다. MRI(자기공명영상) 스캔은 이제 신기술에 힘입어 사랑에 빠진 연인들의 뇌에서 일어나는 현상을 읽어내기에 이르렀다. 생물학적인 분석을 통해 연인들의 첫 만남이나 성행위 중에 신체에서 분비되는 물질들의 힘을 해독해내기도 했다. 그 결과, 우리는 이제 인간이 사랑에 빠지는 데는 5분의 1초밖에 걸리지 않으며 이 찰나의 순간에 뇌의 서로 다른 12개 이상의 영역이 가동한다는 사실을 알게 되었다. 사랑이라는 감정은 마약을 사용할 때에 비견할 만한 행복감을 안겨준다. 사랑은 효과적인 진통 기제다. 스탠퍼드 대학 연구진은 사랑하는 사람의 사진을 바라보고만 있어도 진통제를 쓸 때만큼 아픔을 덜 느끼게 된다는 사실을 입증했다. 게다가 사랑에는 부작용도 없으니 이 감정에는 얼마든지 익숙해져도 괜찮겠다.

성생활을 돕는 음식들

오늘날 많은 연구 논문들이 특정한 먹거리가 성욕에 미치는 효과를 다루고 있다. 마법처럼 정력을 북돋워주는 음식이나 그 밖에 과학적으로 입증되지 않은 속설에 집착할 필요는 없지만, 이러한 방향에서 건강한 성생활의 새롭고 독창적인 활로를 찾을 수도 있겠다.

남자에게 진짜 좋은 피스타치오

일반적으로 어떤 음식물에 특정 영양 성분이 들어 있다고 해도 실제로 효과를 보려면 그 음식물을 말도 안 되게 많이 먹어야 한다. 예를 들어 마늘의 경우를 보자. 생마늘이 건강에 좋다지만 매일같이 생마늘을 한 쪽씩 먹어야만 그 효과를 미미하게나마 볼 수 있다! 프랑스인들의 식습관으로는 실천하기 어려운 일일뿐더러, 설령 실천한다 해도 입에서 나는 마늘 냄새 때문에 사람들과 어울리기 힘들 것이다.

하지만 피스타치오는 경우가 다르다. 일주일에 다섯 번, 30그램(약 170칼로리)만 먹어도 효과가 나타난다. 피스타치오에는 불포화지방산, 식이섬유, 피토스테롤이 풍부해서 탁월한 콜레스테롤 저하 작용을 하는 것으로 잘 알려져 있다. 실제로 요즘 식품가공업계에서는 피토스테롤이 함유되어 있어 콜레스테롤 수치를 10~15퍼센트 낮춰준다는 마가린이나 요구르트 제품을 내놓고 있다. 피스타치오의 피토스테롤 함유량은 100그램당 279밀리그램이나 되기 때문에 가히 피토스테롤이 풍부한 식품들 중에서도 최고로 꼽힐 만하다. 피스타치오는 안토시아닌 색소가 들어 있어 항산화 효과도 뛰어나다. 하지만 피스타치오를 불에 가열하면 그 강력한 항산화제 안토시아닌이 파괴되어버린다. 따라서 항산화 효과를 염두에 두고 먹는 피스타치오는 날것으로 먹는 것이 좋다. 피스타치오의 영양 성분 목록에는 구리, 비타민B6, 비타민B1, 비타민K, 비타민E, 인, 철, 망간, 마그네슘, 포타슘

(칼륨), 아연, 셀레늄 등도 추가된다. 그러나 유감스럽게도 시중에 판매되는 피스타치오는 대개 소금을 친 것이다. 이런 식으로 우리가 쓸데없이 섭취하는 소금이 너무 많다. 그러니 무염 피스타치오를 선택하기 바란다.

피스타치오에 관한 가장 놀라운 연구에 따르면, 이 먹거리는 심혈관계 질환을 예방할 뿐 아니라 성생활에도 이롭다. 터키의 알데미르Aldemir 교수팀은 피스타치오가 혈중 지질 개선의 효과가 있기 때문에 남성의 원만한 발기에 도움이 된다는 연구 결과를 발표했다(2011년). 게다가 이 실험 연구에 참가한 피험자들은 3주간 매일 피스타치오를 먹었는데 그로 인한 부작용을 전혀 보이지 않았다.

빨간 석류, 언제나 석류…

석류가 건강에 미치는 이로운 효과를 다룬 새로운 연구가 끊이지 않고 있다. 2012년, 에든버러에서는 60명의 남성과 여성을 대상으로 2주간 매일 석류즙을 음용하는 실험 연구를 했다. 2주 후, 피험자들의 침 속 테스토스테론 함유량이 24퍼센트나 증가했다. 또한 혈압은 약간 낮아지고 전반적으로 기분이 좋아지는 효과도 관찰되었다.

> **간단하면서 효과 만점인 비결**
>
> 운동을 하지 않고 오래 앉아 지내는 생활 습관, 흡연, 과음, 수면 부족은 남성, 여성 가릴 것 없이 성욕 감퇴의 원인이 된다. 또한 성생활에 긍정적인 효과나 부정적인 효과를 미치는 약물이나 음식은 따로 있다. 예를 들어 와인이나 샴페인 한 잔 정도는 억제된 심리를 풀어줌으로써 원활한 성관계를 돕지만 과음은 오히려 역효과를 낳는다. 코카인이나 마리화나 같은 마약도 성기능을 떨어뜨린다. 생쥐 실험 결과, 소량의 카페인은 성관계를 최적화하는 것으로 나타났다. 어쩌면 카페인의 진가는 상대를 잊은 채 너무 빨리 쿨쿨 곯아떨어지지 않도록 막아준다는 점에 있으려나……

성생활이 꼬이기 시작할 때

안타깝게도 우리의 성 능력에는 한계가 있어서 잘만 굴러가던 성생활이 어느 순간부터 꼬이기도 한다. 의미심장한 두 가지 경우를 소개하겠다.

발기 장애에 대하여

지속발기증은 음경의 발기 상태가 별다른 성적 자극 없이도 세 시간 이상 지속되는 상태다. 발기는 유압 시스템과 비슷한 기제에 따라 이루어진다. 이를테면 음경심부해면체동맥은 메인 파이프다. 해면체는 성적 자극에 부풀어오르면서 발기 상태를 단단하게 유지하는 역할을 한다. 음경등정맥은 혈류를 내보내기도 하고 막아두기도 한다. 음경의 해부학적 구조를 이해하면 왜 음경 혈관에 문제가 있는 남성들이 발기 상태를 안정적으로 유지하는 데 곤란을 겪는지 짐작할 것이다. 혈액이 제대로 흘러들어가야 발기가 원활하게 이루어지는데 혈관에 때가 끼면서 직경이 좁아지면 혈액이 통과하기가 어려워진다. 혈관 상태를 이렇게 망치는 주범들은 익히 알려져 있다. 흡연, 장시간 앉아 지내는 생활 습관, 콜레스테롤, 고혈압, 고혈당, 잘 관리하지 못한 스트레스 등이 그 주범이다. 40세 이상의 남성 환자가 발기부전을 호소할 경우, 의사는 으레 심근경색을 우려해 관상동맥 관리에 들어간다는 사실도 알아두기 바란다.

지속발기증이 있는 환자가 내원하면 의사는 여러 가지 방향으로 원인을 찾아 나선다. 가령 특정한 종류의 백혈병, 혈액 응고 장애, 특정한 약 성분과 마약 등도 환자에게 심한 통증을 야기하는 지속발기증을 일으킬 수 있다. 의료진은 이런 환자에게 평소 운동을 많이 하고 성관계와 사정을 반복적으로 훈련할 것을 권한다. 환자는 음경을 차게 유지하는 것이 좋고, 약을 처방받아 복용할 수도 있다. 사실 지속 발기증 환자들의 경우 절반 정도는 딱히 특별한 원인을 찾을 수 없다.

불과 몇 년 사이 남성의 성생활은 의학의 진보를 날개 삼아 크게 바뀌었다. 심지어 음경 골절 같은 문제도 진단과 치료로 해결할 수 있게 되었다. 사실 음경에는 뼈대 따위가 없기 때문에 '골절'이라는 단어에는 어폐가 있다(그러나 고양이 같은 일부 포유류에는 음경골이 엄연히 존재한다). 음경 골절은 해면체를 둘러싼 백막이 찢어지는 현상으로, 극심한 통증을 야기한다. 음경 골절은 주로 성관계 중에 억지로 삽입을 하려고 하거나 무리한 체위를 취하다가 발생한다. 음경 골절 치료는 사례에 따라 음경을 고정하는 압박 치료부터 장기간 성생활을 삼가야 하는 수술까지 다양하다. '멀리 여행할 사람은 달것을 살 마련해 둔다'⁺ 라는 속담이 괜히 있는 게 아니다…….

지나친 여자의 문제

여성에게도 '과유불급'에 해당하는 성적인 문제가 있다. '지속성생식기흥분장애PGAD, Persistent Genital Arousal Disorder'라는 이름으로 알려진 이 문제를 안고 있는 여성들은 시도 때도 없이 성적 흥분과 오르가슴을

✚ '멀리 보고 생각해야 한다', '오래 쓸 물건은 소중히 다뤄야 한다'라는 뜻.

느낀다. 클리토리스, 질, 대음순, 항문 주위가 지나치게 민감하기 때문이다. 게다가 그러한 증상이 몇 시간, 아니 며칠 동안 이어지기도 하니 오르가슴이 되레 고문인 셈이다. 현재 지속성생식기흥분장애를 이해하기 위한 연구가 활발하게 진행 중이다. 최근에는 네덜란드 연구진이 '다리를 가만두지 못하고' 시도 때도 없이 움직이는 자세와 이 장애 사이에 관계가 있다고 주장한 바 있다. 또 다른 학자들은 호르몬 이상에 초점을 맞춰 지속성생식기흥분장애와의 관련성을 밝히고자 노력하고 있다.

프렌치 키스의 비밀

프랑스 하면 프렌치 키스다. 입과 입을 맞대고 서로의 혀가 뒤엉키는 이 길고 진한 키스는 때로 단순한 말로 표현할 수 없는 심오한 감정을 전달하는 섬세한 메시지다. 프렌치 키스는 미각, 후각, 촉각 같은 수많은 감각을 활성화하는 소통의 행위다. 앵글로색슨계 사람들은 좀 당혹스러워하는 이 키스가 프랑스의 문화유산 중에서도 아주 각별하다는 사실을 아는가?

웰빙의 연금술, 키스

이제 과학자들은 키스가 가동시키는 기제들을 완벽하게 파악했다. 대학생 커플들에게 15분간 키스를 나누게 한 실험 연구가 있었다. 연구진은 커플들이 키스를 하는 동안 신체에서 분비되는 호르몬을 알아내기 위해 피험자들의 타액과 혈액을 채취해 분석했다. 이로써 연구진은 다음의 세 가지 단계를 뚜렷이 밝혀냈다.

- 타액에는 테스토스테론이 함유되어 있어 성욕을 부채질하는 효과가 있다. 테스토스테론은 남성에게나 여성에게나 성 충동을 강화하는 역할을 한다. 키스의 이러한 차원은 섹스와의 상관관계를 보여준다.
- 키스는 '쾌락의 호르몬'이라고 부를 수 있는 도파민의 분비를 촉진한다. 키스의 낭만적 차원이라고 하겠다.
- 키스는 상대방에 대한 애착과 행복감을 고양하는 옥시토신의 분비를 촉진한다. 그래서 첫 키스 이후 '커플의 탄생'이 이루어지곤 하는 것이다.

연구진은 키스가 상대를 무의식적으로 평가하는 수단이 된다는 점에도 주목했다. 실제로 남성과 여성의 약 60퍼센트는 첫 키스를 나누고 나서 그 상대를 더이상 만나지 않겠다는 결심을 굳힌 적이 있다고 답했다.

키스는 건강에 유익한 호르몬들을 쏴주는 방아쇠와 비슷하다. 그 와중에 소량의 엔도르핀도 분비된다. 모르핀과 구성이 유사하지만 아무런 위험이 없는 엔도르핀은 소량만으로도 이완되는 편안한 느낌과 기분 좋게 들뜨는 느낌을 안겨준다. 이 호르몬의 폭죽 발사에서 빼놓을 수 없는 것이 도파민이다. 도파민은 뭔가 유익하다고 여겨지는 경험을 할 때마다 우리 뇌가 분비하는 쾌락과 보상의 신경전달물질이다. 도파민이 마약이나 그 밖의 성분에 대한 중독 과정에도 관여한다는 점이 흥미롭다. 키스 중독은 천연 성분에 대한 중독이라서 여느 잡스러운 중독에 비할 바가 아니지만……. 정열적인 키스를 20초 이상만 해도 호르몬 폭죽이 터진다. 갤럽Gallup 교수나 피셔Fischer 교수 같은 몇몇 학자들은 남성의 침 속에 들어 있는 미량의 테스토스테론이 키스를 통해 여성에게 전달되어 여성의 성욕을 촉진할 것이라는 가설을 내놓기도 했다.

키스의 강력한 스트레스 방지 효과

앞서 말했듯이 키스는 호르몬을 폭발적으로 분비시킨다. 타액, 특히 남성의 타액에는 페로몬도 들어 있다는 점을 알아야 한다. 키스와 함께 전달되는 페로몬이 여성의 감정 상태를 변화시킨다는 연구가 이미 나와 있다. 커플에게 진한 키스를 나누게 하고서 호르몬 변화를 측정해보니, 스트레스 반응 호르몬이라고 할 수 있는 코르티솔의 수치가 낮아진 것을 볼 수 있었다. 실제로 키스는 효과적인 스트레스 방지책이 될 수 있다. 약에는 더 위험이 따를 수 있지만 키스는 그럴 염려가 없다. 키스가 불러일으키는 쾌감에는 아무리 익숙해지더라도 부작용이나 금기 징후가 나타나지 않는다. 프랑스가 항불안제를 세계에서 가장 많이 복용하는 나라 중 하나라는 점을 감안한다면 프랑스인들은 아직도 충분히 키스를 나누고 있지 않은 거다!

마사지도 스트레스를 풀어주는 효과가 탁월하다. 취리히의 디첸Ditzen 교수가 발표한 연구를 주목해야 한다(2007년). 디첸 교수는 심리적인 안정을 주는 두 가지 방법을 비교 실험했다. 그는 부부들을 두 집단으로 나누고 아내들에게 스트레스를 받을 만한 과제(많은 사람들 앞에서의 공개 연설)를 내주었다. 첫째 집단의 남편들은 다정하고 힘이 되는 말로 아내를 격려했다. 둘째 집단의 남편들은 아무 말 없이 10분간 아내의 목덜미와 어깨를 마사지해주었다. 그 후 아내들의 신체 상태를 분석했더니 마사지를 받은 집단에서만 스트레스 해소 반응(코르티솔의 수치가 떨어지고 심장박동이 느려짐)이 관찰되었다.

부부가 일주일만 떨어져 지내도 건강에 해롭다

미국의 한 연구팀은 부부가 4~7일간 떨어져 지낼 때 건강에 어떤 영향이 미치는지 실험해보았다. 이처럼 일시적으로 떨어져 지내는 부부들은 수면의 질이 낮아지고 코르티솔의 수치가 증가하는 등 여러 가지 스트레스 요인들을 나타냈다. 또

> 한 별거 상태에서는 심장박동도 평소보다 좀 더 빨라졌다. 그러나 배우자와 떨어져 지내더라도 친구들을 만나거나 직장에서 동료들과 함께 지내는 경우에는 스트레스 반응이 다소 덜했다. 반면 자녀들하고 함께 지내는 것이 스트레스 감소 요인으로 작용하지는 않았다.

성적 매력을 키워라

운명을 바꾸는 4분

오스카 와일드는 "아름다움은 보는 이의 눈 안에 있다"고 했는데, 참으로 일리 있는 말이다. 미국에서 실시한 한 연구는 강렬한 시선만으로도 놀라운 위력을 발휘할 수 있음을 보여주었다. 애런Aron 교수팀은 상대의 눈을 똑바로 들여다보는 것만으로도 애정을 불러일으킬 수 있는지를 연구했다. 연구진은 사전에 일면식도 없는 남성들과 여성들을 피험자로 선발했다. 피험자들은 무작위로 남녀 각각 한 명씩 한 조가 되었다. 실험 첫 단계에서는 한 조가 된 남성과 여성이 30분간 각자의 일상생활이라든가 여러 가지 사소한 얘기를 나누며 안면을 텄다. 30분이 지나고 나서는 둘 다 아무 말 없이 4분간 서로의 눈을 가만히 들여다보고 있게 했다. 이 4분이 지나고 나서 피험자들은 대부분 (34분 전까지는 전혀 모르는 사람이었던) 상대에게 호감이 생겼다고 인정했다. 심지어 피험자들 중에서 두 쌍이나 6개월 후에 부부의 연을 맺었다.

솔직히 이 4분이라는 시간이 나의 관심을 끌었다. 직업적인 최면술사들이 고작 5초 만에 사람을 최면에 빠뜨릴 수 있다는 사실을 알고 나서는 더욱더 관심이 갔다. 그래서 실제로 최면술을 쓰는 사람들에게서 설명을 들어보려고 했다. 최면은 아주 오래전부터 사용되어 온 방법이다. 이미 1878년에도 파리의 살페트리에르 병원에서 샤르코Charcot 교수가 히스테리 증세를 보이는 환자들에게 최면요법을 사용했다. 최면술사들은 시선에는 알 수 없는 힘이 있어서 상대를 수면과 각성의 중간 상태에 빠뜨릴 수 있다고 본다. 게다가 실제로 뇌파 검사를 해보면 최면 상태에서만 고유하게 나타나는 뇌파가 관찰된다. 이러한 수면과 각성의 경계 상태에서는 방어기제가 풀리기 때문에 사람이 매우 약해진다. 바로 이때 무의식으로의 통로가 전격적으로 열리는 것이다.

기술적인 차원에서 말해보자면, 최면술사들은 누구나 눈빛만으로 최면을 걸 수 있다고 주장한다. 최면술은 어디까지나 연습, 훈련의 문제다. 최면술사들은 특히 눈꺼풀을 깜박이지 않고 상대의 눈을 뚫어져라 들여다보는 연습과 동공의 크기를 강조한다. 동공의 크기는 산동(散瞳, 동공 확대)과 축동(縮瞳, 동공 축소)이라는 두 가지 상태로 구분된다. 동공 확대는 특정한 생리학적 상태, 혹은 특정 약물을 사용하거나 특정 질환을 앓을 때 나타난다. 술을 많이 마시거나 항정신성 약물을 사용하면 동공이 팽창한다. 하지만 이는 밝은 곳에서 어두운 곳으로 들어갈 때 우리 눈이 어둠에 적응하기 위해 자연스럽게 나타내는 현상이기도 하다. 키스를 한다든가 강렬한 감정을 느낄 때도 동공이 팽창한다. 다시 우리의 일상으로 돌아와서 말해보자면, 망설이지 말고 시선의 힘을 사용해보라. 눈빛은 웬만한 말보다 더 힘이 세다. 눈을 크게 뜨고, 시선을 피하지 말고, 그 사람의 눈을 들여다보라. 놀라운 결과를 얻어낼 수 있을 것이다.

자신의 진정한 성적 취향을 발견하라

히포크라테스는 일찍이 이렇게 말했다. "눈을 보면 그 사람을 안다." 미국의 저명한 학자들은 이 현명한 말씀을 마음에 새겨 325명의 남성들과 여성들에게 매우 야한 동영상을 보여주는 실험을 했다. 연구진은 적외선 렌즈를 이용해 동영상의 각 장면에서 피험자들의 동공 크기가 어떻게 변화하는지를 실시간으로 측정했다. 이성애자 남성들은 여성이 등장하는 장면에서 동공이 팽창한 반면, 동성애자 남성들은 남성이 등장하는 장면에서 동공이 팽창했다. 반면 여성들은 대체로 남성과 여성이 함께 등장하는 장면에서 동공이 커졌다. 그러나 동성애자 여성들은 이성애자 남성들과 마찬가지로 여성이 등장하는 장면에 반응했다.

이 연구는 남성 혹은 여성이 사회적 관습, 금기, 터부를 떠나서 실제로 느끼는 욕망을 보여주었다는 점에서 의의가 있다. 남성이든 여성이든 교육의 굴레나 주위의 시선 때문에 차마 표현을 못 해서 그렇지, 사실은 동성에게 강하게 끌릴 수 있다. 그런 사람은 참다운 자기 모습대로 살아가지 못하기 때문에 우울증에 빠지거나 지나친 흡연, 과음, 과식 등에서 보상을 구하려는 태도를 보이기 쉽다. '너 자신을 알라'라는 원칙은 매 순간 기분 좋게 살아가는 성숙한 삶의 밑바탕이다. 사람이 자신이 근본적인 천성에 위배되는 삶을 살다 보면 자기 자신에게나 주위 사람들에게나 거짓말만 하면서 사는 기분이 들게 마련이다. '척하는' 생활 태도는 삶에 그늘을 드리우고 어디 가서 말할 수도 없는 피로를 몰고 온다. 그런 만큼 실시간으로 자신의 욕망을 들킬 수밖에 없는 이 실험에 참여했던 사람들, 자신의 뿌리 깊은 성향을 내보여야만 했던 그들에게 경의를 표하는 바다.

남자는 여자의 눈물에 정말 약할까?

여성의 눈물은 남성에게 아주 특별한 신호를 보낸다. 어떤 연구자들은 그 신호를 파헤치기 위해 여성의 눈물이 남성에게 미치는 효과를 연구했다. 그들은 남성이 여성의 눈물을 목격하고 나면 성욕과 흥분이 수그러든다는 사실에 주목했다. 이스라엘 연구진은 여성들에게 슬픈 영화를 보여주고 눈물을 흘리도록 유도했다. 그 후 이 여성들의 눈물을 채취해 표본을 만들고 남성 피험자들에게 나눠주어 냄새를 맡게 했다. 물론 남성 피험자들은 그 표본이 여성의 눈물이라는 것을 전혀 알지 못했다. 눈물 냄새를 맡은 남성들은 테스토스테론 수치가 낮아지고 성욕이 떨어지는 결과를 나타냈다. MRI 검사에서도 섹스에 관여하는 뇌 영역의 활동이 눈에 띄게 위축되는 것을 볼 수 있었다. 요컨대 여성의 울음은 남성의 테스토스테론 수치를 떨어뜨리는 화학적인 신호들을 방출한다. 테스토스테론은 여성을 향한 남성의 욕망을 북돋우는 호르몬이다. 게다가 영국의 연구자들도 남성이 여성의 얼굴을 보고 느끼는 끌림이 테스토스테론 수치와 직결된다는 사실을 보여준 바 있다. 테스토스테론 수치가 높게 나올수록 상대를 향한 욕망은 강렬했다. 그런데 여자의 눈물이 후각 신호를 보냄으로써 남성의 성욕에 찬물을 끼얹는 역할을 하는 것이다. 여성의 눈물도 남성의 눈물도 아직 화학적으로 그 성분이 명명백백하게 밝혀지진 않았다. 어쨌든 남성의 마음을 잡아두기 위해 눈물을 보일 심산인 여성은 기대했던 바와 정반대의 효과를 볼 수도 있으니 잘 생각하기 바란다.

나쁜 남자의 작업 기술

어떤 최면술사들이 구사하는 설득의 기법들은 조금 특수한 메커니즘에 뿌리를 두고 있다. 그들은 가급적 말을 삼가면서 짐짓 무심하고 속을 알 수 없는 자세를 견지한다. 아주 침착한 태도로 일관하되 그렇다고 반감을 불러일으키지는 않는, 그 아슬아슬한 경계에서 벗어나지 않는다. 전혀 대꾸를 하지 않거나 질문에만 간단히 답하고, 악수를 청해도 잠시 사이를 두었다가 그 손을 잡는다. 최면술사는 되도록 뒤로 물러나 있고 꼼짝하지 않는다. 그래서 대화 상대는 은연중에 점점 더 적극적인 태도를 취하게 되고 자기 얘기만 하게 된다. 이렇게 말을 삼갈수록 상대에게 트집 잡힐 여지는 없어지고, 상대만 섬섬 더 후회할 수도 있는 말을 많이 하게 된다. 앞으로 나를 사랑하게 될 수도 있지만 아직은 그렇지 않은 사람의 마음을 빼앗고 싶다면 참고할 만한 작업 기술이다.

더욱더 강력한 유혹, 불가능해 보이는 대상을 무너뜨릴 만한 유혹이 필요하다면 나를 발가락의 때만큼도 여기지 않는 듯한 그 사람, 미소조차 보여주지 않는 그 사람처럼 굴 수 있어야 한다. 이때의 메커니즘은 이성을 내 쪽으로 끌어당기는 유혹과는 정반대다. 남자들의 달콤한 아첨에는 꿈쩍도 안 하면서 거칠고 무례한 '나쁜 남자'에게는 쉽게 넘어가는 젊은 여성들이 이 메커니즘의 전형적인 사례가 되겠다. 이때의 유혹은 자신에게 부족한 것을 뚜렷이 드러냄으로써,

즉 상대를 자신에게로 끌어당길 만한 것이 없음을 과시함으로써 이루어진다. 자신의 한계를 보여주면서 상대의 근간을 뒤흔드는 수법이랄까. 그렇게 한번 흔들리고 나면 온갖 의식적·무의식적 콤플렉스가 수면으로 부상해(키가 너무 작아서, 키가 너무 커서, 너무 뚱뚱해서, 너무 말라서, 너무 가난해서, 너무 부잣집 딸이라서, 너무 늙어서, 너무 어려서) 아무래도 저 사람만은 내 것으로 만들 수 없을 것 같다.

이런 상황은 수백 가지로 변형될 수 있으며 개인적인 신경증의 원인이 되곤 한다. 이런 메커니즘이 자극을 받아 어떻게 해서든 상대를 유혹하겠다는 태도를 낳기도 한다. 요컨대 일반적인 유혹과 상반되는 이러한 기법들을 터득한 사람은 유혹의 귀재가 된다. 하지만 그러려면 자기를 다스리는 힘, 기민하고 날카로운 관찰력을 겸비해야 할 것이다. 이런 사람은 이성의 환심을 사는 방법으로 자연스럽게 미소와 칭찬을 떠올리는 사람과는 정반대로 행동한다. 상황을 판단하기에 좋은 때를 기다릴 줄도 알고, 상대가 하는 말에 귀를 기울일 줄도 안다. 경청은 매우 중요한 요소다. 뭐라고 대답할까 궁리하지 않고 다른 사람이 나에게 하는 말에 순수하게 귀를 기울이려면 상당한 집중력이 필요하다. 진정으로 들을 줄 아는 사람은 드물다. 모두가 하나같이 쓸데없는 말들을 하고, 남이 하는 말을 정말로 새겨듣지 않는다. 주의 깊게 경청할 줄 아는 사람은 대단한 힘을 발휘한다. 정신분석가가 자기 환자들에게, 사제가 신도들에게 영향을 미치듯…….

8

스트레스를
비껴가는
건강의 기술

> "나를 둘러싼 세상을 바꾸고 싶거든
> 내 안의 변화부터 시작하라."
> — 간디

이미 공공연하게 알려져 있는 바이지만, 프랑스인들은 항불안제와 항우울제를 애용하고 있다. 항우울제는 1960년대부터 시판되었고 실제로 많은 환자들에게 도움을 주었다. 또한 항우울제의 대중화를 계기로 만성 스트레스나 신경성 우울증 같은 심리 질환을 심각한 질병으로 인식하게 된 감도 있다. 하지만 빛이 있으면 그늘도 있는 법이다. 이러한 약품에는 원치 않는 효과도 따라오기 때문에 장기적인 항우울제 복용은 건강을 망가뜨린다. 약 자체에 내성이 생기기도 하고 기억장애, 성욕 감퇴, 무기력한 태도가 나타나기도 한다. 게다가 더 건강하게, 더 쉽게 마음을 지키는 방법들이 있지 않은가. 자연적인 스트레스 관리, 행복 연습(그렇다, 행복도 학습될 수 있다!), 명상 요법에 대해 알아보자.

멈춰라,
스트레스!

'스트레스'처럼 우리가 자주 듣는 말이 있을까. "스트레스 받았어", "일 때문에 스트레스 받아요", "애들이 너무 스트레스를 줘요"…….
'스트레스'는 오만 가지 상황에 다 갖다 붙이는 단어가 됐다. 이 '세기병'을 다룬 저작과 논문도 쏟아져 나온다. 여러분도 그에 관한 책이나 기사를 수없이 접해봤을 테니 여기서 다시 언급하지는 않겠다. 여기서는 다만 기억해둬야 할 핵심 사항 몇 가지만 지적하고 스트레스를 자연 치유하는 기법들로 넘어가겠다.

스트레스는 신체의 정상적인 반응이다. 스트레스가 있기에 신체는 외부의 기분 좋은 자극과 불쾌한 자극에 각각 알맞게 반응할 수 있다. 가령 우리 몸은 스트레스를 받으면 행동을 자극하는 아드레날린을 분비하고, 그 상황을 직시해 의사 결정을 내릴 수 있게끔 다양한 호르몬(코르티솔, 엔도르핀 등)도 분비한다. 스트레스를 전혀 받지 않는 사람이라면 마땅히 행동을 취해야 하는 상황에서도 게으른 물뱀처럼 축 늘어지거나 할 것이다! 하지만 지나친 자극(과로, 심하게 경쟁적인 분위기)에 노출되어 있거나 여러모로 위협을 느끼는 상황(인생의 역경, 좌절, 직장에서의 압박)이라면, 혹은 그저 몹시 피로하다면 신체는 스트레스가 잠시 사라진 상태에서도 편안하게 풀리지 않는다. 신체는 더이상 외부 자극을 관리하지 못한 채 불안, 심신증, 신체적인 불편함, 심리 질환, 불면증, 짜증, 섭식 장애 등으로 자기 자신을 '갉아먹게' 되는 것이다. 너무 늦지 않게, 이때쯤 손을 써야만 한다.

신통한 약, 마법의 물약은 필요치 않다. 공짜로 스트레스를 완화할 수 있는 아주 간편한 방법들이 있다. 그전에 이 한 가지는 명심하자. 우리 삶에서 스트레스를 완전히 제거할 수는 없다는 것. 따라서 스트레스와 더불어 사는 법도 배워야 한다.

'번아웃' 혹은 스트레스의 한계

신체가 반복적인 스트레스에 무방비 상태로 노출되다 보면 결국 완전히 진이 빠져서 어떻게 대처해야 할지 모르는 상황까지 이르게 된다. 스트레스의 이 최종 단계가 건강에 특히 해롭다. 이러한 단계를 '번아웃 burn-out' 또는 '직업적 디스트레스 증후군 Professional Distress Syndrome'이라고 부른다. 직업 활동 스트레스의 연장선상에서 나타나는 전형적인 사례다. 스트레스의 요인은 매우 다양하게 나타날 수 있다. 불편한 직장 분위기, 상사의 압력, 달성 불가능한 목표치, 사생활의 박탈, 지나치게 긴 출퇴근 시간, 일에 대한 지나친 몰두 등 무궁무진하다.

초기에는 신체가 스트레스에 대처할 수 있을 것처럼 반응한다. 힘들지만 이 정도는 이겨낼 수 있다고 생각하며 자기 몸의 소리에 충분히 귀를 기울이지 않는다. 그러다 다음 단계에서 우리 몸은 마치 자동차 엔진이 그렇듯 연료가 다 떨어졌는데도 계속 앞으로 나아가려고 끙끙댄다. 그러고는 어느 날 갑자기 털썩 주저앉아 버린다. 이쯤 되면 출근할 기력도 없고 너무 힘들어서 일을 그만둘 수밖에 없다. 이로써 죄책감, 자기 비하, 더 나아가 우울증까지 겪게 된다. 여러분은 이제 이해하겠지만 스트레스는 가볍게 넘길 사안이 아니다. 이런 식으로 엇나가지 않으려면 평소 적절한 스트레스 관리가 꼭 필요하다.

스킨십으로 푸는 스트레스

허그와 마사지의 자극

미국인들은 연인이나 친구끼리 만나면 '허그hug'로 인사를 나눈다. 허그는 서로를 꼭 껴안아주는 애정 어린 포옹을 뜻한다. 사람들은 허그를 할 때 팔을 상대의 목이나 등에 정답게 두르고서 몸으로 친밀감을 나눈다. 허그는 상황에 따라 애정 또는 우정을 나타내는데 어떤 경우든 친근함과 반가움을 표현한다. 오늘날의 사회에서 허그는 일종의 낭만적인 소통 방법, 정과 행복과 사람다운 온기의 전달 수단, 열린 마음과 환대의 강력한 표시다.

  인도에서 암마라는 한 여성이 3천만 명이 넘는 사람들과 프리허그를 했다. 암마는 인도에서 거의 성녀로 추앙받고 있는데, 많은 이들이 그녀와 포옹을 나누면서 기쁘고 놀라운 경험을 했다고 말한다. 암마는 허그를 통해 '다르샨darshan'이라는 강력한 영적 에너지를 전해준다. 나는 암마가 수백 명의 신도들과 프리허그를 하는 현장을 목격했으며 그녀의 품에 안겨보는 행운도 누렸다. 그것은 확실히 만감이 교차하는 특별한 경험이었다. 가없는 긍정의 에너지가 나를 감싸고 보듬어주는 느낌이었다. 뭐랄까, 나의 근간, 정말로 중요한 것을 일깨워주고 진정성을 되찾게 해주는 플래시백 같았다. 그녀의 품에 직접 안겨보고서야 다른 신도들이 프리허그를 한 후에 짓는 표정을 이해할 수 있었다. 그들은 아무 잡념 없는 평온이라는 놀라운 감정에 빠져 있었던 것이다.

미국의 한 연구팀은 얼마 전 처음으로 미국식 허그의 이로운 효과들을 밝혀냈다. 그들은 이 주제를 놓고 다각도로 접근했는데 어떤 접근법에서나 결론은 동일했다. 연구진은 고정적인 남자친구 혹은 남편이 있는 20세부터 49세 사이의 여성 59명을 피험자로 선택했다. 그들은 남자친구나 남편에게 자주 허그를 받는 여성들과 그렇지 않은 여성들을 비교했다. 허그가 옥시토신(다른 사람에 대한 애착과 행복감을 고양하는 호르몬) 분비를 촉진하고 심장박동 수와 혈압을 낮춘다는 사실(스트레스의 완화)은 자명했다.

스킨십이라는 맥락에서 보면 마사지도 기분 좋은 느낌을 고양하는 효과가 뛰어나다. 마사지는 긴장을 풀어주고 마음을 차분하게 해준다. 신체와 정신을 다시금 이어줌으로써 스트레스도 완화한다. 마사지를 받는다는 것은 자기 몸을 돌보겠다는 결단의 강력한 표시다. 2012년 이전까지만 해도 마사지가 건강에 미치는 효과를 진지하게 객관적으로 증명한 연구가 별로 없었다. 그러다 캐나다의 마크 타노폴스키Mark Tarnopolsky 교수가 연달아 관련 논문을 내놓음으로써 마사지의 항염 효과, 근육 회복과 재생에 미치는 효과 등을 널리 알렸다. 연구진은 격렬한 운동을 마치고 난 운동선수들에게 한쪽 다리만 마사지를 받게 했다. 그 후 양쪽 다리의 근육 조직을 조금씩 채취해 마사지를 받은 쪽과 그렇지 않은 쪽을 비교했다. 분석 결과는 매우 놀라웠다. 마사지를 받은 쪽의 근육은 마치 항염 주사를 맞기라도 한 것처럼 뚜렷한 항염 효과를 나타냈다. 연구진은 마사지를 받은 근육의 세포 내 미토콘드리아의 수가 늘어난 현상에도 주목했다. 미토콘드리아는 세포의 에너지 생성에 관여하므로, 이 현상은 그만큼 근육 회복이 빠를 것이라는 예측을 가능하게 한다. 연구자들은 마사지의 이로운 효과의 기원에 있는 생물학적 기제도 파악했다. 마사지를 하는 손이 살갗을 누를 때도 일련의 생체 반응이 일어난다. 세포 표면의 수용체들이 키나아제라는 성분을 활성화하는 메시지를 보내고, 키나아제는 다시 염증 방지에 관여하는 특수 유전자를 활성화하는 것이다.

안마의 치료 효과

미국의 플레처Flechter 교수팀은 다소 엉뚱한 실험을 실시했다. 연구진은 유방암 세포를 채취해 0.05바의 압력(수심 50센티미터에서 느끼는 압력) 아래 30분간 방치했다. 그러자 놀랍게도 암세포의 3분의 1이 증식을 멈추고 정상적인 형태를 되찾았는데 압력을 해제한 후에도 그 형태는 달라지지 않았다. 이로써 사람의 몸을 손으로 주무르는 치료법의 효과에 대해 생각지도 못한 연구의 길이 열렸다.

행복하고 싶으면 미소를 지어라

억지로 짓는 미소조차 우리에게는 이롭다. 이것은 비교적 최근에 나온 연구 결과다. 170명의 피험자들을 스트레스 환경에 고의로 노출시켰다. 이때 억지로 미소를 짓기로 한 집단이 그렇지 않은 집단에 비해 스트레스에 덜 민감하게 반응했다. 스트레스 상황에서도 자꾸 미소를 지은 사람들은 심장박동 수가 떨어졌다. 재차 말하지만 스트레스는 건강에 해롭다. 특히 심혈관계 질환은 스트레스와 밀접한 관계가 있다.

 문제는 스트레스가 전혀 없는 환경에서 살기란 불가능하다는 것이다. 게다가 우리 몸의 방어기제를 자극하기 위해서라도 최소한의 일상적인 스트레스는 필요하기 때문에 스트레스 없는 환경은 바람직하지도 않다. 그런데 다행히도 스트레스 상황에 맞설 수 있는 힘과 방법을 우리는 항상 간직하고 있다. 억지 미소 한 번만 지어도 당장 스트레스가 완화되고 우리 몸의 세포들에 이로운 효과가 미친다. 만약 지금 내가 상대하는 저 사람 때문에 스트레스를 받고 있다면, 내키지 않더라도 미소를 지으면서 긴장을 풀어보라. 살벌한 표정을 짓고 있으면 스트레스는 점점 더 가중된다. 믿기지 않는다면 시험해보라. 물론 자연스럽게 우러나는 미소라면 더 좋겠지만, 그거야 마음대로 되는 일은 아니니까.

    망설이지 말고 되도록 자주 미소를 지어보라. 미소는 주위에 좋은 기운을 퍼뜨린다. 미소는 여유 있는 사람이라는 인상의 매력까지 더해준다. 미소 짓는 사람은 덜 피곤해 보이고 어려 보인다. 게다가 미소가 빚어내는 기분 좋은 느낌은 전염성이 강하다. 슬프고 부정적인 일을 생각하면서도 미소를 지으려고 노력해보라. 힘든 순간에도 우리를 보호해주는 미소의 힘을 깨닫게 될 것이다…….

마음 건강을 돌보는 방법

마음속 경찰관 잠재우기

1968년 혁명의 5월, 파리의 담벼락마다 "경찰은 그대 마음속에 있다"라는 슬로건이 나붙었다. 이 말은 지금도, 그것도 예전보다 더 참담하리만치 잘 들어맞는다. 경찰관, 부모, 지나치게 권위적인 선생은 알아보기 쉬운 '표적', 싸우든가 무시하든가 피해야 할 표적이다. 그러나 싸워야 할 상대가 나와 같은 편, 내 친구처럼 보이거나 나도 끼고 싶은 집단의 일원처럼 보인다면 싸우기가 쉽지 않다. 그러다 보면 자신의 가능성을 펼쳐보지도 못하고 사장시키는 삶을 살게 된다. 시험해보지도 못한 무한한 가능성, 눈곱만큼도 구현해보지 못한 어린 시절의 꿈을 그냥 마음속에만 담아두고 사는 사람들이 참 많다. 자기 본연의 존재, 자신의 중심, 간단히 말해 자기 행복과 동떨어진 삶을 사는 사람들이 참 많다.

우리는 아주 어릴 때부터 이런 유의 메시지들을 주입받는다. 얼마나 많은 사람들이 "다 먹으면 엄마가 칭찬해줄게"라든가 "네 몫은 다 먹어야지"라는 말을 듣고 자랐으면, 어른이 된 후에도 배고프지 않고 먹고 싶지 않은데도 꾸역꾸역 밥그릇을 비우고 있을까? 규칙을 따르지 않으면 사랑받지 못한다고 많은 사람들이 무의식적으로 믿는다. 먹고 싶지 않을 때는 먹지 않는 법을 배워라. 그게 행복으로 가는 첫 걸음이다. 나 자신의 무의식 속에는 나를 생각해주는 사람의 시선이 있고, 그 시선으로부터 자유로워지기란 몹시 힘들다. 하지만 그 어려움을 이겨내야 자유를 얻는다. 어떤 이들은 자기에게 정체성을 제공하는 집단에 끼기 위해 술을 마시고 담배를 피우고 마약을 한다. 하지만 그것은 서서히 자기를 파괴하는 행위, 수명을 단축하는 행위다.

평생 함께할 배우자를 부모나 친구들에게 주입받은 잠재의식 속의 메시지대로 선택하는 사람도 있고, 더 나쁘게는 자기가 좋아하는 텔레비전 드라마 주인공의 이미지대로 선택하는 사람도 있다. 어쨌든 그런 식으로 인생은 엇나가기 시작하고 가엾은 아이들, 끝나지 않는 불행이 덤으로 온다. 직업을 선택하는 일도 마찬가지다. 너무 많은 사람들이 자기 마음속의 열망을 외면한 채 주위 사람들이 바라는 대로 진로를 정해버린다.

> **거절하는 법을 배워라**
>
> 스스로 자유로워지고 싶다면 이 정도는 할 수 있어야 한다.
> - 초대를 받았어도 피곤하고 내키지 않는다면 거절하라.
> - 속이 말이 아닌데 아무렇지 않은 척, 괜찮은 척할 필요는 없다.
> - 모임에서 자꾸 술을 권해도 내가 졸려 죽겠다면 그만 일어나서 집에 가라.
> - 전화벨이 울려도 내가 전화를 받을 상황이 아니면 무시하라. 급한 전화인지 아닌지는 조금 있어보면 다 알 수 있다.
> - '평양감사도 자기가 싫으면 그만'이라는 속담처럼, 승진이나 영전도 내 적성에 안 맞거나 내가 감당하기 어려운 자리라면 고사하라.

현실의 굴레 깨기

사람마다 자기에게 맞는 삶을 살아야 행복하다. 그러기 위해서는 눈에 보이는 굴레와 보이지 않는 굴레를 깨야만 한다. 자신의 굴레를 스스로 깬다는 것은 어려운 일이다. 또한 내가 본의 아니게 갇혀 사는 그 굴레를 내 눈으로 명확히 파악할 수 있다는 법도 없기 때문에 다른 사람의 도움이 때때로 필요하다. 경우에 따라서는 스스로 해방되어 자신의 실제 모습을 발견하는 과정에서 정신과 치료가 도움이 되기도 한다. 유감스럽게도 정신과 치료는 아직 금기시되는 경향이 있다. 정신과 치료를 받으러 다닌다고 하면 정말 미친 사람 보듯 하는 사람들이 있다. 하지만 정신과 치료는 삶의 원동력을 차단하는 기제들이 어린 시절에 어떻게 자리 잡았는지 알아보는 심리요법으로 받아들여야 한다. 사실 그런 기제들을 혼자 힘으로 파악한다는 것은 힘든 일이다. 혼자서 수술의 전 과정을 감당하느라 끙끙대는 외과 의사와 비슷하다고 할까.

누구나 방어적이다

무엇보다 자기 자신을 깨는 과정에는 심리적 방어기제가 가로놓여 있어 다가가기 어렵다. 가령 팔에 상처가 나서 엄청 아프다고 해보자. 다른 사람이 그 상처 부위를 만지려고 하면 반사적으로 얼른 그 사람 손을 밀어낼 것이다. 그리고 비슷한 상황에 다시 놓였을 때도 경계심을 늦추지 않아야 재빨리 행동할 수 있다. 심리적 방어기제도 이와 비슷하다고 보면 된다. 정신분석을 전공한 정신과 의사들은 이러한 방어기제에 관해서는 말 그대로 전문가다. 그렇기 때문에 폭탄의 뇌관을 제거하듯 민감한 사안에 조심스럽게 접근할 줄 안다. 목표에 도달할 때까지 여러모로 신중을 기해야 하는 조심스러운 과정인 만큼, 정신과 치료는 길게는 몇 년씩 걸리기도 한다.

가까운 사람이 진실을 얘기하면 과격하게 물리치고 외면하게 되는 이유도 방어기제의 작용과 관련이 있다. 그 사람이 맞는 말을 했어도 은연중에 나의 방어기제를 건드렸기 때문에 그 말을 제대로 받아들일 수가 없는 것이다. 차라리 웬만큼 정서적인 거리가 있는 중립적 인물이 진실을 말해주는 편이 낫다. 의사가 자기 가족의 진료는 맡지 않는 것이 왜 불문율로 통하는지 다소 이해가 갈 것이다. 외과의는 자기 가족의 수술을 맡지 않는다. 정신과 의사도 자기와 가까운 사람들의 진료는 맡지 않는다. 방어기제를 해제하는 작업은 몹시 어렵고 더디지만 여기에는 중대한 목표가 달려 있다. 자유를 잃어버린 사람에게 자유를 돌려준다는 목표가.

스스로 정한 캐릭터를 벗어라

전이Transference는 정신과 치료 과정에서 만나게 되는 또 다른 난관이다. 여기서는 정신과 의사와 환자 사이에 감정이 싹트는 것을 전이라고 해두겠다. 가령 정신과 치료의 어느 시점에 이르면 정신과 의사가 환자에게 아버지 혹은 어머니의 표상처럼 다가올 수 있다. 이렇게 감정이 정신과 의사에게로 옮겨 가면 치료의 단초들이 흐려지고 '매혹'의 기제가 부상한다. 누군가의 호감을 얻으려 한다는 것은 실제와 다른 자신의 모습을 보여주려 한다는 것이다. 자신의 좋은 면이라고 여겨지는 부분만 부각하려 들기 때문에 있는 그대로의 참모습은 보여줄 수가 없다. 환자가 이처럼 정신과 의사의 호감을 사려고 하면 치료의 실마리들은 미궁에 빠진다. 게다가 호감을 얻기 위해 내세운 이미지에 계속 부합하려고 안간힘을 쓰다 보니 환자는 점점 바람직하지 못한 방향으로 치닫게 된다. 그리고 그 이미지에 매여 똑같은 시나리오를 반복해서 연기하다 보면 자신의 참모습은 와해되어버린다. 그 사람의 진정성이 사라지고 마는 것이다.

자유로워지고 싶다면 일단 누군가의 호감을 얻고자 하는 입장에 서서는 안 된다. 오히려 자신을 있는 그대로 과감하게 드러내라. 사실 정신과 치료를 통해 자신의 참모습을 발견하면 이때까지의 삶이 낯설어질 수 있다. 보이지 않는 굴레들을 쳐내기로 결심하면 연인이나 친구 관계, 직장 생활에서도 결별 혹은 단절을 각오해야 할지 모른다. 그러한 선택은 매우 민감한 사안이지만, 그 또한 자유와 행복을 얻기 위해 치러야 할 대가다.

우울을 떨쳐내고 행복해지는 법

'우울감'이라는 단어도 '스트레스' 못지않게 일상생활에 자주 등장한다. 사실 우리는 모두 때때로 우울감을 느낀다. 신체적·정신적 피로, 자꾸 곱씹게 되는 생각, 소위 '컵에 물이 반밖에 없구나' 유형의 사고 방식이 두드러지는 시기가 있게 마련이다. 아침에 일어날 때도 의욕이 없고, 뭘 해도 별로 흥미가 생기지 않으며, 매사가 어렵고 막막하게 느껴진다. 우울감은 힘든 일이 있거나 생활이 단조롭고 무미건조하게 느껴질 때 엄습하기 쉽다. 그런데 사람이 늘 행복할 수만은 없다. 일주일, 아니 하루 동안에도 기분이 왔다 갔다 하는 것은 인지상정이다. 항상 즐겁지 않다고 해서 우울한 거라고 착각하지는 말자.

우울감과 우울증은 다르다. 우울증은 우울감과 징후는 비슷하지만 훨씬 더 심각한 양상을 띤다(매우 무감각해지고 매사에 굼뜨게 행동한다). 게다가 이러한 징후가 최소 15일 이상 지속될 때만 우울증이라는 진단을 내릴 수 있다. 만약 자기 자신이나 가까운 사람이 이러한 심각한 징후를 보인다면 반드시 병원에 가야 한다. 반면 우울감은 그렇게 오래 지속되지 않으며 자연요법으로도 충분히 관리할 수 있다.

행복은 배울 수 있다

최근의 연구들은 하나같이 건강하게 오래 살려면 행복이 중요하다는 것을 보여준다. 실제로 행복하게 사는 사람들은 텔로미어 telomere가 더 길다. 텔로미어, 즉 '말단소립'이란 염색체의 끝부분을 뜻하는데 노화와 함께 점점 줄어들기 때문에 수명과 비례관계에 있다고 볼 수 있다. 텔로미어가 짧을수록 암, 알츠하이머, 심혈관계 질환의 발병률이 높아진다. 그런데 생물학적인 나이가 같아도 행복하게 사는 사람들은 텔로미어가 더 길다. 그렇다면 문제는 행복해지는 법을 아는 것이다. 이 주제에 대해서는 무수히 많은 책들이 나와 있고 인생을 장밋빛으로 바라보는 1001가지 비법도 그 안에 있다. 어쨌든 지금으로서는 학교에서 행복해지는 법을 가르쳐주지 않는 것이 유감스러울 뿐이다. 그런데 예외가 있다. 미국의 한 대학, 그것도 그렇고 그런 대학이 아니라 최고의 명문으로 꼽히는 하버드 대학에서 행복학을 강의하고 있다. 참고로 강의실이 미어터질 만큼 인기 있는 강의다. 미국의 대학 등록금이 얼마나 비싼지 감안한다면, 대학생들이 이 새로운 과목에 기울이는 관심이 얼마나 지대한지는 가히 짐작할 만하다.

그렇다, 행복은 배울 수 있다. 그러나 행복을 얻는 방법이 배움에만 있는 것은 아니다. 행복은 외부적이고 물질적인 형편보다는 인생을 바라보는 특별한 시선과 마음가짐에 달린 문제다. 어떤 사람은 정말 아무것도 아닌 일에 행복해하고 어떤 사람은 다복한 가정에서 정서적으로 안정된 가족들과 함께 살아도 만성 우울증으로 괴로워한다. 마치 가없는 행복과 힘을 주는 신비로운 연금술을 손에 쥔 사람들이 따로 있는 것만 같다. 이런 사람들에게 외부 세계의 사건은 그다지 영향을 미치지 못한다. 대부분의 상황에서 행복해할 수 있는 힘이 그들에게 내재되어 있기 때문이다. 그럼에도 불구하고 인생이 완전히 달리 보이는 이 상태에 도달하기까지는 거쳐 가야 할 길이 있다. 여기서 그 길을 가는 데 알아야 할 몇 가지 지침을 소개한다. 이 지침이 지속 가능한 행복으로 나아가는 여정에 부디 도움이 되기를 바란다.

변화와 적응, 그리고 균형

오랫동안 꿈꾸던 일을 드디어 하게 된 사람들이 있다고 치자. 그들은 스스로 정한 목표에 도달하기 위해 몇 달, 길게는 몇 년까지도 세월 가는 줄 모르고 일에 푹 빠져 지낼 것이다. 그 목표만 이루면 절대적인 행복, 영원한 열반에 이를 거란 확신이 드니까. 목표에 가까워질수록 열의도 뜨거워진다. 첫눈에 반한 상대에게 오랜 시간 공들여 드디어 마음을 얻어낸 사람, 힘든 공부를 마치고 학위를 취득한 사람, 허리띠를 졸라매가면서 웬만큼 재산을 모은 사람도 마찬가지다. 이들은 5년 후에 어떤 모습일까? 결핍에서 비롯된 욕망은 이제 사라지고 없다. 그토록 애태웠던 사랑도 예전 같지 않다. 복권 당첨자들이 종종 그렇듯, 사람들은 바라던 바를 얻고 나면 더이상 뭘 해야 할지, 인생의 의미를 어디에 둬야 할지 모른다. 마치 자신을 둘러싼 세상이 조금씩 작아지는 조기 퇴직자와 비슷하다고 할까. 참 역설적이지 않은가. 이상을 좇아 열심히 달려왔는데 정작 이상에 도달하고 나면 욕망의 추진력이 사라지고 만다.

　욕망은 행복의 연료다. 그래서 행복은 그렇게 단순하지가 않다. 행복한 사람의 시간은 참 빨리 흐른다. 권태에 빠진 사람에게는 시간이 더디기만 하다. 철학자 앙리 베르그송은 "시간이란 예측할 수 없는 새로운 것들이 쉴 새 없이 튀어나오는 것"이라고 말했다. 시간에 대한 이 정의는 원하던 모든 것을 이루고 나서도 행복해지는 법의 실마리를 던져준다. 끊임없는 약동은 행복의 열쇠 중 하나다. 위험을 무릅쓰기도 하고, 부족한 것을 재발견하기도 하고, 그러면서 새로운 감각을 발견해가야 한다는 뜻이다. 변화가 있어야만 우리도 끊임없이 새로이 적응을 한다. 그렇게 새로 균형을 찾고, 새로운 행복의 방법들을 익혀나가는 것이다. 언제나 도전하고 새로운 난관에 부딪힐 때 세상 살 맛도 나는 것이다. 역사에는 끝이 없다. 삶이 굴러가는 주기는 행복이 굴러가는 주기와 일치한다. 부동不動은 모든 것을 망친다. 지적인 기능, 근육의 잠재력, 행복을 느끼는 태도까지도.

긍정심리학

미국에서 탄생한 이 심리학 사조가 프랑스로 건너온 지는 얼마 안 됐다. 오랫동안 심리학은 문제가 되는 부분을 집어내고 규명하고 치료하는 데만 초점을 맞춰왔다. 다시 말해 한 사람의 인격을 주로 트라우마와 신경증으로 파악하는 다소 부정적인 원칙에서 출발했던 것이다. 그러다가 1970년대에 일부 연구자들이 개인의 잠재력을 최적화하고 행복하게 살아가는 데 일조하는 방향으로 심리학을 발전시킬 생각을 했다. 이러한 시각에서 1990년대 말에 본격적으로 등장한 긍정심리학은 삶의 모든 영역(개인 생활, 직업, 가정, 영성 등)에서 활력을 불어넣는 가치와 힘에 주목한다. 우리는 각자의 역량과 가치를 발전시킴으로써, 무엇보다 자기 장점을 잘 살림으로써 행복을 좀 더 탄탄하게 다질 수 있다.

아무것도 하지 말고 멈추라

잠시 머물러 인생을 한껏 즐길 줄 알아야 한다. 동선이 완벽하게 짜인 여행에서는 순서대로 관광지를 방문하고 모두가 사진을 찍는 그 자리에서 어김없이 사진을 찍어야 한다. 그런 여행을 마치고 나서 "나도 거기 가봤어, 꼭 봐야 할 곳은 빠짐없이 다 봤어"라며 뿌듯해하는 사람도 있다. 하지만 그럴 바엔 그 여행지에 대한 영화를 한 편 보는 게 낫지 않을까. 여행의 핵심은 잠시 발길을 멈추고 아름다운 풍광, 흥겨운 시장의 정취, 어린아이의 무구한 눈빛과 공명하는 것이다. 어느 한 광경에 머물러 당신의 오감을 확인하라. 시각, 촉각, 후각, 청각, 미각이 느끼는 바를 새겨보라. 어떤 감각 정보가 다가오는가? 그 정보들이 특히 내 안의 어떤 부분을 깨우는가? 가장 기분 좋은 감각들에 집중하고 오로지 그 감각들에만 매달려보라. 잠시나마 행복과 영원을 맛볼 테니. 남들에게 보여주거나 차곡차곡 모아두기 위한 사진 찍기에 연연하지 말고 그 순간을 즐기고 현재의 힘을 누려라. 오늘 할 일을 내일로 미루는 것은 늑장 부리기다. 그런데 행복과 기쁨을 뒤로 미루는 것 또한 엄연한 늑장 부리기다. 일상에서 수시로 '일시 멈춤' 버튼을 눌러라. 출근길에 잠시 발길을 멈추고 어디선가 풍기는 빵 냄새를 들이마시자. 사랑스러운 아이의 미소를 느긋하게 바라보고, 친구들과 나눠 먹는 음식의 그윽한 풍미를 깊이 음미해보자.

과거의 안 좋은 기억을 자주 떠올리거나 근무 환경, 주위 사람들에 대해 부정적으로 생각하는 사람일수록 수명이 짧다는 연구 결과가 있다. 마음에 들지 않는 부분만 속으로 곱씹는 동안 신체는 조금씩 상해간다. 물론 힘든 상황에서 눈 가리고 모르는 척하는 게 낫다는 말은 아니다. 하지만 사태를 분석해서 제대로 이해하고 대안을 수립한다면 모를까, 부정적인 감정만 곱씹어서는 발전이 없다. 경우에 따라서는 충분히 성찰했음에도 결국 대안은 없다는 결론이 나기도 한다. 하지만 어찌 됐거나 늘 같은 문제를 시도 때도 없이 고민하는 태도는 전혀 도움이 안 된다. 어떤 사람은 속으로 똑같은 말만 되풀이하면서 자기 신경을 갉아먹고 주위 사람들까지 짜증나게 만든다. 직장에서의 행복을 다룬 한 연구에서 '매사에 투덜대는 사람'이 '가장 상대하기 불편한 직장 동료' 1위를 차지했다는 사실을 아는가? 이러한 악순환을 끊어버리는 데 좋은 방법이 하나 있다. 종이를 한 장 꺼내놓고 지금 일어나는 일, 머릿속 생각, 지금 취해야 할 입장과 취해서는 안 될 입장을 적어보는 것이다. 그리고 그 종이를 잘 두었다가 부정적인 생각이 자꾸 떠오를 때마다 읽어보면 꽤 도움이 된다.

눈치 보지 않고 살기

부탄 왕국은 동남아시아에 위치한 작은 나라다. 농업과 관광산업으로 살아가는 빈곤 국가지만 굉장히 특별한 데가 있는 나라이기도 하다. 부탄의 지도자들은 '국내총생산'을 말하기보다는 '국내총행복'을 말한다. 그들의 행복 지표는 물질적인 재화나 국민들이 누리는 부가 아니라 그들을 진정으로 기분 좋게 하는 것들에 있다. 우리도 각자 이 나라의 철학에서 영감을 얻을 수 있을 것 같다. 우리가 해야 하는 것이 아니라 우리를 정말로 행복하게 하는 것을 생각해보자는 얘기다. 자기 인생을 다른 방향에서 다시 바라보는 데는 각고의 노력이 필요하다. 여가 선용, 가장 소중한 것(이를테면 시간)을 함께 나누는 사람들, 기쁨을 얻기 위해 돈을 지불하고 사는 것들에 대해 다시 한번 생각해보라. 매사를 내가 느끼는 긍정적인 감정과의 관계에 비추어 다시 생각해야 한다. 나를 정말로 행복하게 하는 것과 아무래도 별 상관 없는 것을 걸러서 바라봐야 한다. 지난 한 주를 돌이켜보면서 가장 좋았던 순간, 진심으로 돌아가고 싶은 순간을 떠올려보라. 과거의 여행, 주말, 다른 사람들과의 만남도 이와 같은 식으로 되짚어보라. 스스로 생각해도 놀라운 결론이 나오지 않는가? 행복이 꼭 우리가 상상했던 방식 그대로 오라는 법은 없다.

이러한 과정을 통해 우리는 일상적으로 내리는 선택에 개입해, 텔레비전이나 신문 광고들이 그려내는 판에 박힌 행복의 이미지에서 벗어날 수 있다. 거절할 수 있는 힘, 아무 데나 묻어가지 않고 자기를 오롯이 지키는 힘을 배우는 좋은 수업이라고나 할까. 행복의 가닥을 놓치지 않기 위해서라도 매일매일 그날 하루의 가장 좋았던 순간을 골라 되도록 자주 떠올려보는 방법을 추천한다. 물론 후회되는 일, 쓸데없는 시간 낭비, 다음부터는 그렇게 하고 싶지 않은 일도 마음 깊이 새겨야겠지만.

실패를 받아들여라

하버드 대학에서 행복학 강의를 하는 탈 벤 샤하르Tal Ben Shahar 교수는 충만한 행복감에 도달하려면 실수할 권리, 불완전함을 용납하는 자세가 특히 중요하다고 힘주어 말한다. 그는 강의 중에 한 학생에게 흑판에 분필로 동그라미를 그려보라고 했다. 학생은 완벽한 동그라미를 그렸다. 샤하르 교수는 그 학생에게 두 살 때는 동그라미를 어떻게 그렸을지 생각해보라고 했다. 어린아이들이 그리는 동그라미는 대개 좀 찌그러지고 전체적인 모양새가 고르지 못하다. 아이는 완벽한 동그라미를 그리는 데 수백 번 실패해보고 나서야 비로소 어느 날 보기 좋은 동그라미를 그려낸다. 실패를 거듭해야만 성공에 이를 수 있다는 얘기다. 무엇보다 실패에 좌절하면 그걸로 끝이다. 차분하게, 자책하지 않고, 잘못된 것을 스스로 인정할 수 있어야 한다. 실패의 이유를 제대로 아는 것이 발전의 비결이다. 아이가 어려서부터 지나친 압박에 시달리면, 처음으로 딱 한 번 경험한 실패에도 위축되고 자신감을 크게 잃는다. 그로써 아이는 더욱더 실패를 겪기 쉬운 조건에 빠지게 된다. 아이의 장점을 일깨워주는 것이 무엇보다 중요하다. 아이는 자기가 아는 자신의 좋은 점들을 사다리 삼아 한 칸 한 칸 실패를 극복하며 올라갈 수 있다.

행복의 비결 중 하나는 아마도 어린 시절을 어떻게 보냈느냐에 숨겨져 있을 것이다. 실수해도 좋다는 용기, 실패를 인정하는 용기를 평생 잃지 않는 사람은 더 높이 도약할 수 있다. 어린 시절에 좋은 습관을 형성해놓아야 어른이 되어서 행복하다. 긍정적인 사고의 계발은 행복의 연료를 비축하는 것과 같다. 자신을 끊임없이 과거나 미래에 투사하지 말고 현재에서 최고의 순간을 찾자. 어차피 도달할 수 없는 목표를 세워놓고 자신을 혹독하게 몰아붙이지는 말자. 어떤 부모는 자기가 하고 싶었던 일을 자녀가 대신 이루어주기를 바란다. 그런 부모는 아이 자체를, 부모 자신과 아이의 다른 점을 보려 하지 않는다. 그들은 누구보다 자기 자신을 생각하는 사람들이다. 이때 아이는 참다운 본성을 무시당한 채 부모의 자기애적이고 사회적인 성공의 매개체로 전락한다. 자신에게 어울리지 않는 목표, 게다가 결코 손에 닿지도 않을 목표를 좇느라 평생을 바치는 것보다 끔찍한 비극이 있을까. 우울증, 불안 장애, 나아가 술, 음식, 담배, 마약에서 보상을 구하려는 의존증의 뿌리가 다 여기에 있다. 행복은 자신의 본모습과 삶이 적절하게 조화를 이룰 때 얻을 수 있다. 남들이 어떻게 보든 자기가 좋아하는 일을 하고, 가족이나 주위 친구들이 좋게 보는 사람이 아니라 내가 사랑하는 사람과 결혼을 하고, 그렇게 나다운 삶을 목표로 삼자. 우리는 좋지 않은 영향, 자질구레한 핑계를 물리치고 자기 선택의 주인이 될 수 있다. 나를 사랑하고 남들을 사랑할 수 있으려면, 주는 기쁨과 받는 기쁨을 다 누리려면, 매일매일의 일과 인간관계에서 자아를 실현하려면 누구나 이 길을 거쳐야 한다.

행복한 사람들은 무엇이 다를까?

프랑스인의 절반 이상이 '비교적 행복하다' 혹은 '매우 행복하다'라고 자기 삶을 평가했다. 그렇다면 행복한 사람들에게 행복하다고 느끼지 않는 나머지 사람들이 '행복의 비결'을 잘 배우기만 해도 좋지 않을까.

- 외적인 조건, 가령 물질적인 성공 따위에 크게 휘둘리지 않는다.
- 살다 보면 힘든 일에 부딪히게 마련이고, 자기 인생에도 그런 시기가 있는 법이라고 받아들인다.
- 직업, 연애, 가정, 사교 생활에서 자기다운 모습대로 살아간다.
- 자신의 몸과 마음을 소중히 여기고 잘 관리한다.
- 타인의 시선에서 언제나 동의를 구하려고 하지는 않는다.
- 가족, 친구, 이웃과의 유대 관계에 변함이 없다.
- 다른 사람을 섣불리 판단하지 않고 호의적으로 대하며 매사에 감사한다.
- 내면생활이 풍요롭다. 생각이 깊고 영성을 중시하거나 종교 생활을 한다.
- 자기가 원하는 것이 무엇인지 잘 안다. 삶의 목표가 명확하다.
- 무엇보다도 행복한 사람들은 현재에 단단히 뿌리를 내리고 있다. 과거를 자꾸 되돌아보거나 곱씹지 않고 미래를 불안해하거나 허황된 꿈에 매달리지도 않는다.

명상,
쉽게 도전해보자

사람의 내면 깊은 곳에는 강력한 자기 치유력이 있지만 우리는 대체로 그 힘을 모르는 채 살아간다. 때로는 정신이 믿기지 않을 정도로 신체에 영향을 미쳐 몸의 상태를 바꿔놓기도 한다. 규칙적으로 명상을 하는 사람들이 혈압, 심장박동 수, 스트레스 지수의 변화를 경험한다는 사실은 이미 수많은 학술 연구에서 입증되었다. 또한 명상 수련자들의 면역 체계가 개선된 것을 보여준 연구도 많다. 신경학적인 차원에서도 매일 명상을 하면 지적·신체적 집중력이 뚜렷이 향상된다는 연구 결과도 있다. 이처럼 여러 연구가 이미 나와 있지만 특히 올랜도 국제심장학회에서 발표되었던 연구는 주목할 만하다. 이 연구는 5년간 '초월 명상Transcendental Meditation'을 꾸준히 한 사람들을 조사 대상으로 삼았다. 초월 명상은 인도에서 시작된 정신의 이완과 의식 계발을 위한 명상법으로 보통 20분씩 하루에 두 번 수행한다. 평균 59세의 심혈관계 질환이 있는 사람들을 대상으로 비교해보니 초월 명상을 꾸준히 하는 환자들은 그렇지 않은 환자들에 비해 사망률이 43퍼센트나 더 낮았다. 두 집단 모두 평소 의학적인 건강관리는 비슷하게 받고 있었다. 따라서 이처럼 사망률에서 큰 차이를 보이는 이유를 달리 찾기는 어렵다. 명상을 하는 사람들에게서 나타나는 스트레스 완화 효과는 명백했다. 스트레스가 심혈관계 질환에서 중대한 변수가 된다는 점을 감안한다면 아무래도 여기에 실마리가 있지 않을까 싶다.

명상 요법은 누구나 할 수 있다. 바닥에 정좌하고서 조용히 마음을 가라앉히기만 하면 된다. 눈을 반쯤 감고 허리를 똑바로 세운 자세에서 두 손은 양쪽 허벅지에 살포시 내려놓고 엄지와 검지로 조화를 상징하는 원을 만든다. 현자들은 이 자세를 금화더미에 비유하곤 했다. 어쨌든 명상이 원만하게 이루어질 수 있도록 이 자세를 편안하게 느끼는 것이 중요하다. 필요에 따라서는 방석을 깔고 앉거나, 요통이 있는 사람은 의자에 앉아 기대도 괜찮다.

일단 자세를 취했다면 마음을 비우고 아무것도 생각하지 않는 법을 배워야 한다. 반사적으로 떠오르는 생각, 과거의 기억, 오늘이나 이번 주, 이번 달에 해야 하는 일들이 득달같이 떠오를 것이다. 그러한 최초의 잡념을 인식하고 가라앉히는 것이 첫 단계다. 이 첫 단계는 불순물이 마구 일어나 물이 흐려진 상태와 비슷하다. 꼼짝하지 않고 조용히 기다리기만 해도 불순물이 가라앉으면서 물이 맑아진다. 촛불을 피워놓고 불꽃의 어느 한 점을 응시한다든가 하면 정신을 집중하기가 수월하다. 단 5분만이라도 에너지와 주의력을 온전히 그 불꽃에만 집중시킬 수 있다면 뭔가 새롭고 강렬한 느낌이 내면에서 일어날 것이다. 레이저광선이 분산되어 널따란 벽 전체에 퍼져 있다고 상상해보자. 이때는 아무런 현상도 일어나지 않는다. 그러나 똑같은 에너지의 레이저광선이 어느 한 점에 모이면 벽을 뚫고도 남는다.

명상의 가장 중요한 조건은 이러한 자기 자신과의 만남을 꾸준히 규칙적으로 가져야 한다는 데 있다. 또한 호흡과 명상은 불가분의 관계에 있다. 의식적으로 차분하고 느리게 깊이 숨을 들이마시고 내쉬는 법을 배우면 명상의 온갖 이로움에 좀 더 가까이 다가갈 수 있다. 명상을 주제로 삼거나 실전 기법을 소개하는 책들은 이미 많이 나와 있다. 하지만 나는 무엇보다 여러분의 본능을 따르라고, 자신에게 좋은 것을 스스로 깨우치라고 말하고 싶다. 그리고 적당한 때가 되면 자신만의 명상법을 개발할 수도 있을 것이다. 명상은 발을 들일 가치가 있는 여정이다. 그 길을 가고자 하는 이에게 가장 잘 맞는 방법을 찾아야 한다.

9

뇌는
단련하면
늙지 않는다

"뇌는 내가 두 번째로 좋아하는 신체 기관이다."
― 우디 앨런

우리는 평생 우리 뇌의 잠재력을 10~12퍼센트밖에 사용하지 못한다고 한다. 피아노를 치지만 사실은 교향곡을 만들 수 있을지도 모른다. 뇌의 역량은 이루 다 가늠할 수 없다. 흔히 생각하는 것과 달리 뇌의 회백질의 양은 고정되어 있지도, 시간에 따라 감소하지도 않는다. 한 걸음에 30킬로미터를 걸을 수 있다는 동화 속 마법의 장화처럼 우리도 기억력과 지적 능력을 현저히 끌어올릴 수 있다. 사고와 집중의 힘만으로도 우리 자신과 다른 사람들에게 때로는 신비로우리만치 놀라운 영향을 미칠 수 있다는 얘기다.

사람의 뇌에는 약 1억 개의 뉴런이 있다. 사람의 뇌를 손으로 만져보면 완숙 달걀과 비슷한 촉감이라고 한다. 뇌가 사용하는 기본 연료는 당과 산소다. 뇌는 우리 신체에서 가장 중요한 기능을 담당하지만 그러한 뇌를 잘 지키고 보호하고 역량을 끌어올려야겠다고 생각하는 사람들은 많지 않다. 그런데 뇌의 상태가 어떠한가는 삶의 질을 좌지우지할 만큼 중요한 문제다. 쾌락, 희열, 지적인 충족, 이 모든 것이 뇌에서 결정된다. 혈거시대穴居時代에는 근력이 인간관계에서의 우열을 결정했고 이후의 토지 지배를 가능케 했다. 그러나 지금은 지성이 칼자루를 쥐고 있다. 페이스북, 구글, 마이크로소프트의 창업자들만 보더라도 맨땅에서 제국을 일구기까지의 과정에서 핵심은 지능과 상상력이라는 사실을 알 수 있다. 뇌 기능을 신장시키면 기민하고 반응성 좋은 지성, 향상된 기억력, 효율적인 업무 능력을 누리며 살게 된다.

뇌도 신체의 다른 근육들과 마찬가지다. 배에 식스 팩만 새긴다고 운동선수의 몸이 되는 게 아니다. 팔, 허벅지, 종아리 등의 다른 근육들도 단련해야만 기록 향상으로 이어질 수 있다. 우리 뇌도 마찬가지다. 전반적인 뇌 기능을 개선하려면 뇌가 지닌 다양한 역량을 일상적으로 단련해야 한다. 그래야만 신경퇴행성 질환이 나타나더라도(치매가 바로 신경퇴행성 질환의 대표 격이다) 병의 진전을 크게 늦출 수 있다.

뇌에 대한 선입견 바로잡기

뇌는 사용하면 할수록 늙지 않는다

미셸 르주아이외Michel Lejoyeux 교수가 말했듯이 "변하는 모든 것은 우리의 흥분과 흥미를 자아내고 자극을 준다". 잘 '단련된' 뇌에는 유사시에 즉각 작동시킬 수 있는 발전 장치가 있어서 피해가 최소화된다. 그러한 뇌에는 인지능력이 비축되어 있기 때문이다. 인지능력을 비축하고 신경회로를 강화하려면 매일매일 머리를 부지런히 사용해야 한다. 가령 배운 적이 없는 과학적 추론을 이해하려고 애쓰는 동안 뇌의 새로운 영역들은 자극을 받는다. 두 가지 일을 동시에 할 때도 (신문을 읽으면서 전화 통화를 한다든가) 새로운 신경회로들이 동원된다. 라면 끓이는 법밖에 모르던 사람이 레시피를 보면서 새로운 요리를 시도할 때도 뇌는 이처럼 이로운 자극을 받는다.

　세간의 선입견과 달리 사람이 나이를 먹어도 뇌에서 새로운 뉴런들이 탄생할 수 있다. 인간은 제한된 수의 뉴런을 가지고 태어나 평생 소진하면서 살아가기 때문에 나이가 들면 머리가 떨어져도 어쩔 수 없다고 생각했던 사람들이 알면 깜짝 놀랄 일 아닌가. 그런데 사실이 그렇다. 우리 뇌의 미래는 우리 손에 달렸다. 뇌는 우리가 사용하는 대로 변한다. 한 해가 다르게 위축되도록 내버려둘 것인가, 매일매일 단련해서 점점 더 잘 돌아가게 할 것인가, 선택은 우리가 해야 한다. 그런데 성능 좋고 빠른 하드디스크, 다시 말해 우수한 뇌가 진가를 발휘하려면 확실한 건강 수칙이 자리를 잡아야 한다. 실제로 뇌 기능은 생활 속의 건강 수칙과 밀접한 연관성이 있다. 인지능력의 비축은 외부 세계의 자극과 관계가 있고, 심리적·정서적 능력의 비축은 사회관계와 직결되어 있다.

뇌 기능이 향상되면 시냅스의 연결을 늘리고 새로운 신경회로들의 가동 가능성을 높임으로써 신경퇴행성 질환의 발병과 진전을 현저히 늦출 수 있다. 뇌의 가소성plasticity이 향상되고 질병에 대한 저항력도 커지는 것이다. 또 다른 신경회로들을 형성한다는 것은 뇌 조직을 망치는 각종 질병들에 대비해 방파제를 쌓는 것과 다름없다. 뇌의 저장 공간을 늘리고, 정보 전달력을 향상시키고, 상상력도 크게 키워보자. 일찍이 빅토르 위고가 말하지 않았나. "상상은 지성의 발기勃起"라고.

전체적인 건강 상태를 주시하라

신체의 전반적인 상태가 뇌의 상태에도 직접적인 영향을 준다는 점은 자명하다. 뇌는 산소를 공급받아야 잘 돌아간다. 산소는 혈관을 타고 흐르는 혈액의 헤모글로빈이 전달해준다. 따라서 아테롬성 동맥경화증이라든가 그 밖의 이유로 혈류가 원활하지 못하면 뇌에 산소가 잘 도달할 수 없다. 최악의 경우에는 뇌경색이나 뇌출혈이 심각한 뇌 손상을 불러와 반신불수, 시력 상실, 언어능력 상실로 이어지기도 한다. 따라서 뇌가 필요로 하는 연료가 세포에 무사히 도달할 수 있도록 평소 혈관 건강에 신경을 쓰자.

콜레스테롤의 주기적인 관리도 필요하다. 2장에서 언급했듯이 콜레스테롤이 너무 많으면 혈관에 쌓여 혈액순환을 방해하기 때문이다. 저콜레스테롤 식단 관리가 중요하며 이걸로 안 된다면 의사에게 콜레스테롤 수치를 낮추는 약을 처방받을 수 있다. 피토스테롤을 함유한 각종 식품(요구르트, 마가린, 피스타치오 등)도 혈중 콜레스테롤 수치를 10~15퍼센트 이상 낮춰준다고 하니 도움이 될 것이다. 혈액 속의 다른 지방들, 이를테면 중성지방도 수치가 너무 높아지지 않도록 신경 써야 한다.

당뇨도 혈관 건강과 관련이 있다. 실제로 당뇨와 뇌혈관계 질환 발병률 사이에는 뚜렷한 연관관계가 있다. 인슐린성 당뇨든 지방성 당뇨든 간에 혈당 이상은 절대로 간과할 문제가 아니다. 고혈당은 혈관계 전체를 망가뜨리는 독약이나 다름없다. 그 독약이 심장에 가서 심근경색을 일으킬 수도 있고, 다리 쪽으로 흘러가 동맥염을 유발하기도 하고, 시력 저하를 낳기도 하니 말이다.

마지막으로 고혈압도 만병을 부르는 골칫거리다. 고혈압은 장기간에 걸쳐 가벼운 두통이나 비문증[+] 외에는 아무런 증상을 보이지 않을 수도 있기 때문이다. 또 어떤 사람은 가만히 있을 때는 정상 혈압을 유지하다가 하루 중 특정 시간에만 혈압이 비정상적으로 높아진다. 자신의 혈압을 확실히 파악하는 방법이 있다. 병원에서 24시간 동안 활동성 혈압 측정기를 착용하면 평균 혈압을 정확히 알 수 있다. 의사 입장에서도 환자의 혈압이 하루 동안 계속 정상 범위 내에서 유지되는지 그렇지 않은지 일목요연하게 파악할 수 있다. 고혈압은 눈의 미세혈관을 통해서도 파악할 수 있다. 미세혈관은 말 그대로 매우 가늘기 때문에 혈압이 높으면 터지기 쉽다. 안과에서 눈 안쪽을 검사해보면 미세혈관들이 온전하게 유지되는지 아닌지 확인할 수 있다. 고혈압은 이런 식으로 눈에 띄지 않게 몇 년에 걸쳐 서서히 진행되면서 신체를 손상시킨다. 그리고 그 대가를 맨 먼저 치르는 기관이 바로 뇌다. 오늘날에는 혈압을 진단하고 관리할 수 있는 수단이 매우 잘 발달해 있기에 이 점이 더욱 유감스럽다. 집집마다 체온계를 가지고 있듯 혈압계도 하나쯤 상비해두면 매우 유용하다. 고혈압은 조기 발견이 무엇보다 중요하다. 일단 고혈압이라는 사실을 알아야만 그 원인을 곧바로 찾아 나설 수 있고, 이미 우리 몸에 발생했을 수도 있는 폐해를 확인할 수 있기 때문이다.

[+] 눈앞에 먼지나 벌레 같은 뭔가가 떠다니는 것처럼 느끼는 증상.

뇌는 늘 변화를 원한다

반복적인 생각은 뇌 구조를 변화시킨다. 한 연구에서는 피험자들에게 열 손가락을 골고루 써서 '도레미파솔라시도'를 피아노로 치게 했다. 그들은 닷새 내내 이처럼 음계를 반복해서 치는 시간을 가졌다. 닷새 후 피험자들의 뇌를 MRI로 찍어서 닷새 전 사진과 비교해보았더니 손가락의 유연성과 관련된 뇌 영역이 달라진 것을 확인할 수 있었다. 한편 또 다른 피험자 집단에게는 피아노를 직접 치지는 않고 피아노 치는 사람 옆에 서서 손가락의 움직임을 머릿속으로 따라 하게 했다. 놀랍게도 이 집단의 MRI 사진에서도 문제의 뇌 영역이 피아노를 실제로 친 사람들과 마찬가지로 변화되어 있었다. 요컨대 '구경꾼'도 집중력, 상상력, 사유 활동을 통해 '행위 주체'와 동일한 결과를 얻어낼 수 있다는 얘기다. 뇌는 매일매일 몸짓, 생각, 특수한 추론을 학습함으로써 더욱더 튼튼하게 단련된다. 우리가 매일 곡예사를 유심히 관찰한다면 실제로 곡예를 부리는 데 관여하는 뇌 영역이 발달할 것이다. 이때도 MRI를 찍어보면 뇌의 해당 영역이 두터워지는 현상을 확인할 수 있다. 그러나 어떤 활동을 오랫동안 중단하면 일단 두터워졌던 영역도 도로 위축되곤 한다.

세상에 갓 태어난 일란성쌍둥이는 뇌도 똑같다. 하지만 몇 년만 지나도 두 아이의 뇌는 그동안의 경험과 학습에 의해 완전히 달라져 있는 것을 확인할 수 있다. 뇌 조영술의 발달로 이제는 뇌를 직접 들여다보면서 우리의 사유와 행위가 뇌 구조 자체를 얼마나 변화시키는지 이해할 수 있게 되었다. 경이롭게도 뇌는 두개골 안에서 제 몸을 구겨서 자리를 만들고 회전circonvolution을 이룰 수 있다. 널찍한 침대 시트를 상자에 넣으려면 상자에 들어갈 만한 크기로 착착 접는 수밖에 없다. 두개골 속의 뇌가 딱 이런 형국이다. 뇌과학자들은 사람의 뇌를 완전히 펼치면 두께 3밀리미터, 넓이 2제곱미터에 해당한다고 말한다. 또한 뇌는 가소성이 매우 뛰어나다. 다시 말해 많이 쓰는 영역은 늘리고 오랫동안 쓰지 않는 영역은 축소시키면서 끊임없이 변화하고 발전한다는 뜻이다. 처음 하는 일, 전과 다른 느낌, 새로운 학습을 접하면서 자신이 정말 많이 바뀌었다고 생각하는 사람은 MRI 사진으로 자기 뇌의 변화를 확인할 수 있을 것이다. 하지만 똑같은 행동, 똑같은 생각만 되풀이한다면 뇌는 제한된 범위 안에서만 활동할 것이다. 영화 〈모던 타임즈〉에서의 찰리 채플린처럼 반복적인 활동에 매여 있으면 그 사람의 뇌는 게을러진다. 마치 멍하니 자동 반응만 하는 상태에 빠진다고 할까. 어엿이 기능하고 싶지만 고이 잠들어 있는 뇌의 영역들을 깨워보라. 그러려면 나이에 상관없이, 지금까지 한 번도 해보지 않았던 것들을 시도해야 할 것이다.

습관이 뇌 건강에
치명적인 이유

우리의 뇌 깊숙한 곳에는 '해마'라고 하는 작고 비밀스러운 부분이 있다. 해마는 새로운 사실들을 포착하는 레이더 구실을 한다. 생소한 정보가 도착하면 해마는 그 정보를 저장되어 있는 이전 정보들과 비교해본다. 그 정보가 정말로 새로운 것일 경우, 해마는 뇌의 다른 영역들에 신호를 보내어 도파민(쾌감의 호르몬)을 분비하게 한다. 연구자들은 새로운 것이 기억을 자극한다는 사실을 이미 입증했다.

뇌는 판에 박힌 습관을 거부할 때 잠에서 깨어나고 더욱 강력해진다. 습관과 반복은 지적 능력을 파괴하는 독이다. 민활한 사고, 기억, 지능은 변화를 필요로 한다. 뇌가 시간의 흐름을 거슬러 변함없이 믿을 만한 능력을 발휘하려면 변화라는 연료를 수시로 공급해줘야 한다. 현재 신경퇴행성 질환은 계속 증가하는 추세에 있다. 얼마나 많은 사람들이 나이가 들면서 두뇌 기능의 저하를 경험하고 정신의 둔화를 숙명처럼 받아들이는가? 사실은 바로 그때가 건강을 위해 분연히 도전에 나서야 할 때다. 그럼에도 그들은 자기 자신을 보호한답시고 판에 박힌 일상의 반복으로 더 깊이 빠져든다. 그래서 자기를 보호하기는커녕 더 큰 위험에 자신을 노출시키고 만다. 일상의 소소한 위험을 무릅쓰지 않고 그냥 편하고 익숙한 대로만 살려고 들면, 예측

불가능성, 새로운 사람들과의 만남이 없으면 진짜 위험해진다. 지금의 사회는 수고를 들일 일을 없애는 데만 혈안이 되어 있다. 엘리베이터, 자가용, 힘들여 씹을 필요 없는 음식 등은 우리의 신체 활동을 축소했을 뿐 아니라 지적인 수고까지 덜어주었다. 동갑내기라도 현역으로 뛰는 사람보다 은퇴한 사람의 사망률이 더 높다. 골프, 브리지게임, 십자말풀이 정도로는 건강에 이로운 효과를 보기에 역부족이다. 아이들 놀이를 노년층을 위한 활동으로 위장해봤자 뇌는 속아 넘어가지 않는다.

판에 박힌 습관 혹은 변화가 동물에게 미치는 영향을 알아본 쥐 실험이 있다. 쥐들을 두 집단으로 분리해서 한쪽 집단에는 잦은 변화를 주고, 다른 쪽 집단은 오션지처럼 규칙적인 생활 패턴을 유지하게 했다. 연구진은 곧 두 집단의 차이를 확인할 수 있었다. 판에 박힌 생활을 하는 쥐들은 성욕과 식욕이 감퇴했고 우리 안에서 좀체 움직이지 않은 채 구석에 처박혀 지내곤 했다. 미국의 바르도Bardo 교수도 쥐 실험을 통해 쥐들이 뭔가 놀라운 경험을 하면 코카인이 일으키는 것과 같은 쾌감을 맛본다는 사실을 입증했다. 사람들이 이따금 휴가 중에 되레 평소보다 축 늘어지고 우울해하는 이유를 이 연구 결과로 미루어 짐작할 수 있으려나. 건강을 돌보고 기분 좋은 느낌과 재미를 즐기는 휴가는 얼마든지 좋다. 그러나 휴가조차 판에 박힌 일상의 일부분이 되어버렸다면 쾌감 호르몬의 분비는 오히려 줄어들 것이다. 가령 휴가 때마다 지내는 별장이 있다면 휴가에 모험이나 변화의 의미는 거의 없고 하나의 일상이 또 다른 일상으로 대체된 느낌마저 들 것이다. 안타깝게도 행복, 여유, 이완의 기준이 이런 식으로 전형화되기도 한다.

　남의 시선 따위는 아랑곳없이 과감히 규약을 깨뜨리고 정말로 마음에 드는 것을 취할 수 있어야 한다. 집안일이 신나고 재미있다면 마음으로 그렇게 인정하고 다른 사람들에게도 말할 수 있어야 한다. 마룻바닥을 반짝반짝하게 닦는 일이 재미있다면 그 일을 성가신 허드렛일이 아니라 긴장을 풀고 즐겁게 몸을 쓰는 시간으로 인정해주자. 행복의 첫걸음은 남들이 싫어하는 일일지라도 내가 좋으면 좋다고 고백하는 데 있다. 필요하다면 암묵적인 규약 따위는 무시하는 법을 배워라. 언제나 우리가 틀에 맞춰 살기를 바라는 학교 교육과는 정반대의 얘기가 되겠지만 말이다. 이제 공교육에서도 잘 다져놓은 길에서 벗어나 돌연변이로 살아가는 법을 배울 수 있어야 한다고 본다. 지금은 오히려 그런 쪽에 성공의 열쇠들이 있다. 사실 사람도 뱀과 닮은 데가 있어서 적당한 때에 허물을 벗지 못하면 결국 시름시름 앓다가 죽고 만다.

자기통제력과
건강의 상관관계

우리는 누구나 자신이 하고자 했던 일, 자기가 세운 목표와 현실 사이의 간극을 느낀다. 기껏 결단을 내려도 작심삼일을 못 면하고 고질적인 실패로 돌아가 자기 이미지만 한층 더 부정적으로 만드는 경우가 얼마나 많은가. 이럴 때면 나 자신이 너무 약해빠졌다는 생각이 들고 자신의 의지박약이 원망스러워진다. 전형적인 의지박약의 예로는 오늘 할 일을 내일로 미루는 태도가 있다. 하지만 대개 내일은 오늘과 똑같은 실패들로 점철되어 있을 뿐이니…… 그렇게 수 없이 세월만 흘러간다. 자기통제력이 부족해서 빚어지는 실패를 가장 잘 보여주는 예는 바로 다이어트다. 프랑스 국민의 반 이상이 살을 빼고 싶어하지만 결과를 들여다보면 참담하다. 어떤 다이어트 방법을 택했든 살을 뺀 사람의 95퍼센트는 1년 만에 원래 체중으로 돌아갔기 때문이다. 체중 관리 상담을 받으러 온 환자들이 다이어트에 대해 어찌나 해박한지 의사인 나조차 늘 놀란다. 그들은 다이어트에 관한 한 모르는 게 없다. 어떤 음식을 삼가야 하는지도 잘 알고, 비만 치료에 위험하지 않은 약은 없다는 사실도 잘 안다. 게다가 시중에 나와 있는 다이어트 보조제나 그 밖의 다이어트 상품이 별 효과가 없다는 점도 확실한 경험으로 알고 있다. 솔직히 다이어트 전문가가 다 된 사람들에게 내가 뭘 해줄 수 있을지 모르겠다는 기분이 들기도 한다.

다만 그들에게는 공통분모가 있다. 자기통제력을 장기적으로 발휘하지 못하고 결국은 의지박약으로 무너지고 만다는 것이다. 살을 빼고 그 상태를 오랫동안 유지하려면 기본부터 시작해야 한다. 자기 자신을 다스리는 것이 바로 그 기본이다. 쉽게 하는 말이 아니라, 사실 이거야말로 일상의 실패를 성공으로 변모시키는 핵심이다. 열심히 운동을 하면 배에 근육이 생기듯이 자기통제력도 훈련으로 강화할 수 있다. 이성의 원칙과 쾌락, 유혹 사이에서 적절히 조절하는 역량은 온전히 뇌에 달렸다. 충동 조절에 가장 중요한 역할을 담당하는 것이 바로 뇌이기 때문이다.

최근에는 의지가 뇌의 상태와 긴밀한 관계에 있다는 연구 결과도 나왔다. 의지와 자기통제력은 뇌가 사용할 수 있는 에너지에 좌우된다. 실제로 어려운 과제를 수행하느라 진을 다 빼고 난 후에는 유혹에 더 쉽게 넘어간다. 따라서 에너지를 분산시키지 않고 제대로 집중시킬 줄 아는 것이 관건이다. 우리 에너지를 필요한 곳, 중요한 곳에 잘 쓸 줄 알면 자기통제가 최적화된다. 뇌가 쓸 수 있는 에너지는 제한되어 있고 빨리 바닥난다. 따라서 자신의 바람을 실현하고 싶은 사람이라면 어디에 에너지를 쏟을 것인지 선택해야 한다.

아마 여러분도 이런 상황을 한 번쯤은 겪어보았을 것이다. 다이어트 기간 도중에 긴장된 분위기의 회식에 참석한다든가 껄끄러운 상대와 밥을 먹을 일이 생겼다. 이때 뇌가 사용하는 에너지의 일부는 이 긴장을 해소하려는 방향으로 쏠린다. 그래서 다이어트에 주의를 기울일 에너지가 별로 남지 않게 되어 음식 앞에 쉽게 무너지고 만다. 이런 순간이야말로 자신의 의지박약이 원망스러울 것이다. 해결책은 간단하다. 갈등할 것 없이 자신이 먹는 음식에만 집중하면 된다. 또한 알코올음료를 섭취하면 방어기제와 자기통제력이 느슨해지기 쉽다는 점도 기억해두자.

마시멜로 실험과 자기통제력

1970년대에 만 4세 아이들을 대상으로 실시한 실험의 완전한 결과를 오늘날에야 확인할 수 있게 되었다. 실험자는 아이들을 따로따로 불러서 접시 두 개를 보여주었다. 한 접시에는 마시멜로가 한 개 놓여 있고 다른 접시에는 두 개 놓여 있었다. 실험자는 자신이 곧 방에서 나갈 것이라고 말해두었다. 아이가 마시멜로에 손대지 않고 실험자가 돌아올 때까지 가만히 기다리면 나중에 마시멜로 두 개를 먹을 수 있었다. 그러나 아이가 기다리지 못하면 마시멜로는 한 개만 먹을 수 있었다. 실험자는 일단 방에서 나간 후 아이의 행동을 감시 카메라로 관찰했다. 어떤 아이들은 기다리는 시간을 잘 견디기 위해 다양한 작전을 구사했고 어떤 아이들은 망설이는 기색도 없이 마시멜로를 날름 먹어치웠다. 40년 후, 연구진은 마시멜로 실험에 참가했던 아이들의 현 상황을 당시의 실험 결과와 비교했다. 마시멜로를 건드리지 않고 실험자를 끝까지 기다렸던 아이들과 그렇지 않은 아이들의 인생 여정은 크게 달랐다. 자기통제력이 뛰어난 아이들은 입시 성적이나 사회적 이력이 뛰어났고 생활 수준도 높았다. 뿐만 아니라 그들은 비교적 행복한 가정을 꾸렸고 건강 상태도 양호했다. 따라서 교육 모델은 우리 뇌의 교묘한 전략을 통해 인생 역경에 맞서고 더 멀리 나아갈 수 있는 의지를 고양하는 방향으로 관심을 기울여야 할 것이다.

자기통제 훈련법

자기통제를 하는 데는 자신을 다잡는 몇 가지 훈련이 필요하다. 신체 운동의 틀 안에서 매일 실천할 수 있는 몇 가지 핵심 지침을 소개한다.

- **파도의 원리를 떠올려라**: 점점 더 높아지고 거세지다가 해변에 부딪혀 부서지는 파도의 이미지를 떠올려보자. 내가 갈망하는 것, 이를테면 당장 먹어치우고 싶은 달콤한 케이크나 불만 붙이면 피울 수 있는 담배를 그 파도에 비유해본다. 파도가 몇 번 일어났다가 부서지기를 반복하면 자연스럽게 갈망도 잦아들 것이다.
- **위험 상황을 피하라**: 당연한 얘기겠지만, 뇌의 가용 에너지를 너무 빨리 소진하면 안 된다. 에너지를 너무 많이 소모할 위험이 있는 상황은 피하는 게 상책이다. 점심시간 직전에 시식 코너가 즐비한 대형 마트에서 장을 본다면 뇌는 그 상황에 저항하기 위해 너무 많은 연료를 써버리게 된다. 그렇게 속으로 한바탕 전쟁을 치르고 나면 그다음 갈등을 해결할 에너지는 별로 남지 않는다.
- **지금 이 순간을 살아라**: 그리 유쾌하지 않은 상황, 어떻게 해도 유감스러울 상황을 피하기 위해 오늘 일을 내일로 미루지 마라. 오늘 이 순간은 결코 다시 오지 않는다는 점을 명심하고 현재를 충만하게 살아라. 자기통제력을 강화하고 의지의 장을 넓히려면 그럴 만한 수단부터 확보해야 한다. 그런데 그 수단은 타고나는 게 아니라 매일매

일 갈고닦아야 하는 것이다. 과거나 미래에 가 있지 말고 온전히 현재를 사는 것이 그 단련의 첫 단계다. 예를 들어, 얼마 전 다이어트를 결심한 사람이 먹음직스러운 냄새에 넘어가 아침부터 큼지막한 크루아상을 베어 물었다. 커다란 크루아상 하나의 칼로리를 우리 몸에서 덜어내려면 조깅을 7킬로미터는 해야 한다. 그런데 이 시점에서 '오늘은 글렀어, 다이어트는 내일부터 하자'라고 생각해버리면 더 큰 과오를 범하고 마는 것이다. 과다 섭취한 칼로리가 축적될수록 다이어트 목표에 도달하기는 점점 더 어려워지기 때문이다. 그보다는 돛단배가 바람의 방향을 보고 진로를 수정하듯이 당면 과제를 조금씩 수정하는 태도가 이롭다.

내면의 힘을 키워 자기 자신을 잘 다스릴 수 있게 되면 목표를 성취하는 데 꼭 필요한 에너지와 원동력을 다 갖춘 셈이다. 정말로 매일같이 노력을 기울여야 할 연습은 이것이다. 자기통제력이 모자라면 마음먹은 대로 사는 게 점점 어려워지고 결국 언젠가는 자신의 참다운 존재와 일상생활이 완전히 따로 놀게 되기 때문이다. 그 간격이 너무 벌어지면 이제 이 불행을 보상하려는 기제들이 발동하게 된다. 술에서 보상을 구하면 알코올중독이 되고, 음식에서 보상을 구하면 비만이 되고, 그렇게 끝나지 않는 괴로움 속에서 담배, 마약, 항우울제 따위에 매달리게 된다.

> **몸짓이 뇌에 미치는 힘**
>
> 어떤 몸짓들은 심리를 조건화해 반사적인 생각을 불러일으킨다. 따라서 일상의 사소한 몸짓도 내면의 힘을 동원하는 훈련에 요긴하게 쓰일 수 있다. 예를 조금 들어보겠다.
>
> - 축 늘어져 있지 말고 항상 발레리나처럼 허리를 똑바로 펴고 다니는 연습을 하자. 평소 걸을 때도 머리에 책을 올려놓고 우아하게 균형을 유지하면서 걷는다고 상상하라. 효과는 금방 나타난다. 바른 자세는 다른 사람들이나 자신이 처한 상황을 좀 더 잘 다스릴 수 있다는 자신감을 주고 자기통제에도 도움이 된다.
> - (오른손잡이라면) 찻잔을 들거나 엘리베이터 버튼을 누르는 일 정도는 가급적 왼손을 사용해보라. 이러한 변화가 평소 잠들어 있던 신경회로를 자극해 새로운 에너지를 끌어낸다. 지극히 일상적인 행동들로 자기통제력을 향상시킬 수 있으니 얼마나 좋은가.
> - 이와 비슷한 맥락에서 여러 가지 변화를 시도해보자. 가령 평소 고개를 숙여 인사를 했다면 무릎을 살짝 구부리는 식으로 바꿔보면 어떨까.

기억력도 건강이다

기억력의 성능은 매우 중요하다. 우리는 기억력이 얼마나 본질적으로 중요한지 어릴 때부터 절감한다. 기억력이 뛰어날수록 학업 성적이나 입시 결과도 잘 나온다. 나도 의학 공부를 하면서 여러 힘든 과정을 그나마 좀 쉽게 통과하려면 기억력을 높이는 것 말고는 답이 없겠다고 생각하곤 했다. 특히 노년층은 기억력 감퇴를 크게 우려하는데, 그러한 우려의 배경에는 알츠하이머병, 다시 말해 치매라는 유령이 버티고 있다. 그러나 두뇌 활동이 활발하고 기억력이 우수한 사람일수록 치매에 걸릴 확률은 낮다. 치매 자체를 막을 방법은 없다. 하지만 발병 시기를 늦추는 것만으로도 인생이 완전히 달라진다. 치매 증상이 일흔 살에 처음 나타나는 경우와 여든다섯 살에 처음 나타나는 경우는 얘기가 전혀 다르다.

알츠하이머병

알츠하이머병은 남성 여덟 명 중 한 명, 여성 네 명 중 한 명꼴로 발생하는 무서운 퇴행성 질환이다. 주로 노년층에게 나타나지만 젊은 사람도 걸릴 수 있는 병이다. 이 병이 무서운 이유는 환자가 서서히 기억력, 언어능력, 자기 정체성까지 잃어버리기 때문이다. 가족도 더이상 못 알아보고 자기가 누구인지조차 모르게 되니, 존재 이유 자체를 잃는 것이다. 일단 발병하면 신경세포가 돌이킬 수 없이 파괴되기 때문에 완치될 가망이 없으며, 몇 년간 극심한 고생을 하다가 사망에 이르게 된다. 현재 알츠하이머병의 정확한 원인은 알려져 있지 않다. 그러나 콜레스테롤, 당뇨, 고혈압, 흡연, 비만 등의 위험 인자가 작용한다는 것은 어느 정도 파악되었다. 뇌에 혈액을 공급하는 혈관에 아테롬성 동맥경화증이라도 생기면 당연히 뇌 활동에 지장이 있을 수밖에 없다.

그런데 이렇게 익히 알 수 있는 위험 인자들 말고도 상황을 좌우하는 또 다른 요소들이 있다. 바로 운동과 두뇌 활동이다. 활발하고 꾸준한 신체 활동과 두뇌 활동은 알츠하이머병을 막아주는 방파제 구실을 한다. 특히 운동의 효과는 의미심장하다. 하루 30분씩 거르지 않고 운동하는 사람은 평생 알츠하이머병을 앓을 확

> 률을 40퍼센트나 낮출 수 있다. 이런 효과를 생각한다면 어려운 일도 아니지 않은가. 뇌의 성능을 끌어올리는 방법으로 알츠하이머병을 늦추는 것도 가능하다. 사람이 3주간 일을 쉬면 지능지수IQ가 20포인트나 떨어진다고 한다. 그러니 퇴직이 이 병과 관련해 어떤 위험성을 가졌는지는 굳이 말하지 않아도 될 것이다.

기억력을 높이는 방법

단기 기억은 잠깐 기억하고 말 일이 있을 때 활성화된다. 가령 친구가 전화번호를 불러줬는데 바로 입력할 휴대전화도 없고 어디 적어놓을 데도 없다면 잠시 기억해두는 수밖에 없다. 단기 기억은 대략 일곱 개의 요소를 20초 동안 머릿속에 잡아놓을 수 있다. 단기 기억을 향상시키는 가장 간단한 방법은 머릿속에 담아둬야 할 요소를 서너 개씩 묶어서 기억하는 것이다. 13개의 숫자로 이루어진 휴대폰 번호 010 9876 1234를 예로 들어보자. 이 경우 숫자를 98 76 12 34로 두 개씩 묶는 것보다는 9876 1234로 네 개씩 묶는 게 훨씬 더 기억하기 쉽다. 연상 활용법은 기억력을 향상시키는 또 다른 방법이다. 연상을 활용한 기억법을 반복해서 연습하면 도움이 된다. 새로운 외국어 공부로 뉴런들의 기억 능력을 자극할 수도 있다. 기억해야 할 대상들을 한데 묶어 외부 사건과 연결해 기억을 단단하게 다지는 방법도 있다. 예를 들어 1, 4, 9, 2라는 숫자를 외워야 한다고 치자. 1492

라고 한데 묶어서 '크리스토퍼 콜럼버스가 신대륙을 발견한 해'와 연결하면 이 숫자들이 기억에 훨씬 또렷이 남을 것이다.

기억에 활력을 불어넣는 쉽고 실용적인 방법은 많다. 어떤 기억은 시간을 절약해준다. 해외여행을 자주 다니는 사람이 여권번호를 외우고 있다면 여러모로 편리할 것이다. 주민등록번호 등을 외우고 있다면 서식 작성도 더 빨리 할 수 있다. 여러분이 이렇게 거침없이 숫자들을 나열할 때마다 여러분의 기억은 또 한 번 자극을 받고, 여권이나 주민등록증을 일일이 꺼내봐야만 하는 사람들은 깜짝 놀랄 것이다. 어떤 장소, 생일, 주소 따위를 기준 삼아 연상의 도움을 받는 간단한 기억법을 활용해도 좋다. 연상 작용은 두뇌를 활성화하는 데 제격이다. 새로운 정보를 암기하는 연습도 꽤 유용하다. 이를테면 내일 잠들기 전에 외국어의 모르는 단어들을 중얼중얼 되뇌어보고 주말에는 일주일 동안 암기한 단어들이 잘 기억나는지 확인해보라.

생선을 먹으면 똑똑해지는 과학적 이유

때로는 속설들이 기막히게 진실과 맞아떨어진다. "생선을 먹으면 똑똑해지고 기억력이 좋아진다." 이 속설은 이제 확실한 근거가 있는 것으로 밝혀졌다. 사이러스 라지Cyrus Raji 교수팀은 미국 피츠버그 학술대회에서 놀라운 연구를 발표했다. 연구진은 260명의 성인을 10년에 걸쳐 조사했다. 그들은 연구 대상자들을 일주일에 여러 번 생선을 먹는 집단과 생선을 전혀 먹지 않는 집단으로 나누었다. 조사 결과, 일주일에 1~4회 생선을 먹는 집단은 10년 후에도 뇌의 여러 영역에 회백질이 두텁게 남아 있었으며, 특히 기억에 중요한 역할을 하는 해마의 크기도 양호했다. 일반적으로 회백질과 해마는 나이를 먹을수록 줄어드는데, 생선을 즐겨 먹는 사람들의 뇌는 그렇지 않았다.

기억력을 유지하거나 자극하는 약이 아직 개발되지 않은 만큼 이는 의미 있고 중요한 발견이다. 연구진은 두 집단의 회백질 양을 비교해본 후, 향후 5년간 가벼운 기억장애나 알츠하이머병을 앓을 확률이 다섯 배나 차이가 난다는 결론을 내렸다. 의사들도 10년에 걸친 연구에 참여했던 피험자들을 대상으로 각종 검사를 해본 뒤, 생선을 먹는 집단이 기억력이 우수할 뿐만 아니라 그 외의 모든 인지 검사 결과도 더 양호하다는 결과를 발표했다.

한편 이 연구진은 생선의 조리 방법도 중요하다는 것을 밝혀내어 또 다른 놀라움을 안겨주었다. 생선을 먹는 것으로 끝이 아니라 어떻게 먹느냐에 따라 기억력에 이로운 효과가 있을 수도 있고 없을 수도 있다는 얘기다. 생선을 그릴이나 오븐에 굽거나 쪄서 먹으면 긍정적 효과를 기대할 수 있다. 그러나 기름에 튀긴 생선은 기억력을 지켜주는 효과가 없다. 그 이유는 기억력에 작용하는 생선의 영양소가 오메가3이기 때문이다. 오메가3는 오래전부터 심혈관계에 좋기로 유명한 불포화지방산이다. 그 증거로, 생선을 많이 먹는 일본인과 에스키

모는 심근경색을 크게 걱정하지 않는다. 오메가3는 중성지방 같은 해로운 지방의 수치를 낮춰주고 혈류를 원활하게 한다. 그런데 이 성분이 뇌에도 이로운 작용을 한다는 사실이 새롭게 밝혀진 것이다. 오메가3는 열에 민감하기 때문에 건강에 이로운 효과를 최대한 누리려면 생선을 고온에서 조리해선 안 된다.

생선 중에서도 대구, 도다리, 넙치, 가자미, 가오리, 아귀에는 오메가3가 거의 함유되어 있지 않다. 노랑촉수, 앤초비, 농어, 만새기, 곤들매기에는 오메가3가 웬만큼 들어 있다. 오메가3가 가장 풍부한 생선을 꼽자면 연어, 참치, 정어리, 고등어, 청어 등을 들 수 있다. 생선은 오메가3가 풍부하든 그렇지 않든 단백질이 풍부하고 미네랄과 미량원소(인, 요오드, 아연, 구리, 셀레늄, 불소), 비타민A, D, E가 함유되어 있다. 물론 건강을 위해서는 오메가3가 풍부하면서도 독소에 감염되지 않은 생선을 많이 먹어야 할 것이다.

> **위험 주의!**
>
> 먹어서는 안 되는 생선들도 있다. 가령 뱀장어는 체내에 유입되는 수중 오염 물질(다이옥신, PCB, 메틸수은, 납, 카드뮴, 수은)을 해독하지 못한다. 그래서 우리가 뱀장어를 먹으면 그 독소가 모두 우리 몸으로 들어와 뇌의 회백질처럼 지방이 특히 풍부한 기관에 쌓인다. 잉어와 메기 역시 뱀장어만큼 PCB(폴리염화바이페닐) 오염이 심각하진 않지만 가급적 먹지 않는 편이 좋다. 이러한 민물고기들은 독소에 감염되어 있을 가능성이 있기 때문이다.

10

내 몸을 깨우는 새로운 건강 요법들

> "초자연은 더없이
> 자연스러운 분위기로 우리를 에워싼다."
> ―쥘 쉬페르비엘

만약 우리에게 공상과학소설에서나 등장할 법한 능력, 상상도 못 했던 힘이 있다면 어떨까? 그러한 능력은 공상의 산물일까, 실제로 존재하는 걸까? 진짜로 그런 능력자들이 소수나마 존재한다면? 혹은 그러한 능력을 계발하는 법을 배울 수 있다면? 놀랍도록 발전한 과학기술은 우리가 과거에는 상상하기 어려웠던 한계, 정상 범위에 아슬아슬하게 걸쳐 있는 경우를 상당수 보여주었다. 의학에서는 원인을 정확히 파악할 수 없는 환자의 고통을 종종 '심인성心因性'으로 돌린다. 이해되지 않는 모든 것을 통틀어 지칭할 수 있는 참으로 편리한 용어가 아닐 수 없다. 가령 위궤양 환자는 이 병이 항생제로 간단히 없앨 수 있는 박테리아에서 비롯된다는 사실이 밝혀지기 전까지는 줄곧 심리적인 문제가 있는 사람 취급을 받았다. 각종 심령현상도 철저하게 심리적인 차원의 일로만 치부되었다. 하지만 우리 눈에 보이지 않는 숨겨진 차원이 정말 있을지도 모른다. 데자뷔(기시감) 현상, 텔레파시, 투시, 자연 치유가 그 대표적인 예다. 만약 과학이 이런 현상들을 본격적으로 파헤친다면 무엇이 밝혀질까?

과학과 의학 너머에서

심령현상으로 일축될 수도 있을 이런 현상들을 이해하기 위해 과학계와 의학계에서는 다양하고 진지한 실험 연구를 실시했다.

데자뷔, 기억을 활성화하는 효과적 도구

데자뷔 현상의 특징은 지금 일어나는 일과 과거에 있었던 일을 연결짓지 못한 채 친숙한 기분과 새롭고 낯선 기분을 동시에 느낀다는 것이다. 일본의 아다치Adachi 교수를 비롯한 세계 여러 나라의 연구자들이 이 현상을 집중 연구했다(2006년). 몇 가지 요소는 아주 뚜렷하게 잡아낼 수 있었다. 일단 비교적 젊고 교육 수준이 높은 사람일수록 데자뷔 현상을 자주 경험한다. 성별, 거주 지역, 생활 방식에 따른 차이는 보이지 않았다. 그리고 기억력이 뛰어난 사람일수록 데자뷔 현상을 경험할 확률이 높다. 이 점은 우리에게 다소 역설적으로 다가온다. 정작 본인은 기억의 창고를 아무리 뒤져도 언제 어디서 이와 비슷한 경험을 했는지 알아낼 수가 없어 기억력이 감퇴했다고 단정하기 쉽기 때문이다. 그러나 실상은 그런 사람일수록 우수한 기억력의 소유자일 가능성이 크다. 우리 뇌는 시시때때로 우리가 의식하지도 못하는 사이에 고성능 컴퓨터처럼 휙휙 돌아간다. 섬광처럼 스쳐 가는 기시감은 기억의 수면으로 부상하지 못한 과거의 유사 경험에 해당한다. 예를 들어보겠다. 여러분이 어느 나라에 처음 여행을 왔다. 잠시 목이나 축이다 갈 생각으로 길모퉁이 카페에 들어가 탄산음료를 주문했다. 바로 그 순간, 전에도 분명히 이 카페에서 이런 경험을 했던 것 같은 기묘한 기분에 사로잡혔다. 하지만 아무리 기억을 더듬어도 그런 일은 없다. 기시감을 파헤치는 과정은 경찰 수사와도 좀 비슷하다. 사실 그때 옆 테이블에 분홍색 꽃무늬 원피스 차림의 여자가 앉아 있었다. 여러분은 그 여자를 특별히 의식하지는 않았다. 그렇지만 여러분이 아주 어렸을 때 어머니가 거의 똑같은 옷을 입었던 적이 있었다. 데자뷔 현상을 경험하는 데는 그러한 세부 사항만으로도 충분하다. 이 현상에는 여러 가지 해석이 존재한다. 지그문트 프로이트는 데자뷔, 즉 '이미 본 것$_{déjà-vu}$'이 실은 '이미 꿈꾸었던 것$_{déjà-rêvé}$'이라고 말했다. 꿈에서 어떤 상황을 봤는데 잠에서 깨어나면서 잊어버린 것이다. 몇 년 후 그와 비슷한 상황을 현실에서 접하더라도 이미 잊어버린 꿈과 연결 지어 생각할 수는 없을 것이다.

최근의 연구 결과들은 우리의 고정관념과 달리 주의를 기울인다고 해서 더 잘 볼 수 있는 것은 아니라고 말한다. 실제로 연구자들은 시각적 데이터가 우리가 기울이는 주의력과 무관하게 의식에 도달하는 현상을 보여주었다. 이 말인즉, 우리가 시선을 두지 않아도 뭔가를 볼 수 있고 별 의식 없이도 시각적 요소들을 기억할 수 있다는 뜻이다. 그렇다면 데자뷔 현상의 일부는 충분히 설명된다. 사람의 기억은 끊임없이 변화하는 구조물이다.

우리는 옛 추억을 되돌아보면서 본의 아니게, 그것도 부지불식간에 기억을 매번 조금씩 수정한다. 오랜 세월이 흐르고 나면 이런 식으로 거짓 기억이 자리를 잡는다. 사실 그런 일은 있지도 않았는데 당사자는 그 기억이 참되다고 믿어 의심치 않는다. 연구자들은 거짓 기억을 만들어내는 광고의 효과에 대해 알아보았다. 피험자들에게 달콤한 맛을 강조하는 간식류 제품의 텔레비전 광고를 보여주었다. 몇 주 후에 피험자들을 다시 불러 조사해보니, 상당수는 그 제품을 실제로 먹어보지 않았는데도 자기가 먹어봤다고 잘못 기억했다.

텔레파시와 이메일

미국의 셸드레이크Sheldrake 교수팀은 이메일을 주고받는 사람들 사이의 텔레파시 가능성을 살펴보고자 했다.(2005년) 이 실험을 위해 이메일을 주고받는 네 명을 선

> 택해, 이메일 발송 1분 전에 누가 자신에게 이메일을 보낼 것인지 예상해보게 했다. 552번의 테스트에서 정답률은 43퍼센트로 나왔다. 이 수치는 일반적인 확률(네 명 중 한 명이니까 25퍼센트)을 크게 상회한다. 그러나 이 현상에 대한 과학적 설명은 아직 이루어지지 않았다. 실험 표본을 훨씬 더 크게 잡아야만 데이터를 해석할 여지가 열릴 것으로 보인다.

텔레파시의 수수께끼

휴대전화, 문자 메시지, 이메일의 시대에도 텔레파시는 여전히 우리의 마음을 사로잡는다. 정신을 집중하기만 하면 지구 반대편에 있는 사람과도 의사소통을 하고 그의 생각에 영향을 끼칠 수 있다니 매혹적이지 않은가. 그런데 텔레파시라는 것이 실제로는 어떤 양상으로 나타날까?

텔레파시와 교감 텔레파시를 다룬 실험은 많이 있었지만 여전히 납득할 만한 설명은 찾지 못했다. 케임브리지 대학 루돌프 피터스Rudolph Peters 교수의 연구도 마찬가지였다. 피터스 교수는 어느 날 지적 장애아 아들을 키우는 한 어머니를 만났다. 소년은 지적 장애 외에도 시력이 몹시 약하다는 문제를 안고 있었다. 그런데 안과에서 검사를 해보니 놀랍게도 소년의 두 눈은 완벽하게 정상이었다. 실험을 한번 해보기로 마음먹은 피터스 교수는 소년이 있는 방에서 어머니를 내보내고 다시 검사를 했다. 그런데 소년의 시력이 갑자기 뚝 떨어졌다. 여러 번 검사를 반복해 확인한 결과, 소년은 어머니와 한 공간에 있을 때만 정상 시력으로 돌아오는 것 같았다. 루돌프 교수는 어머니와 소년 사이에서만 통하고 다른 사람들은 알아차리지 못하는 미세한 신호들이 있을 거라고 가정했다. 그래서 소년에겐 알리지 않고 어머니를 바로 옆방에 두고 검사를 하기도 하고 여러 가지 변화를 주어 보았다. 한번은 연구실에서 8킬로미터나 떨어진 곳에서 어머니에게 숫자나 문자가 적힌 카드를 보여주었다. 그다음에 연구실에 있는 소년에게 전화를 걸어 어머니가 카드에서 본 숫자나 문자가 무엇이었는지 알아맞혀보라고 했다. 통계적으로 보면 이런 테스트의 정답률은 기껏해야 10퍼센트인데 이 소년의 경우에는 정답률이 32퍼센트나 되었다. 하지만 이러한 결과 자체를 바로 취할 수는 없다. 이런 유의 실험을 좀 더 광범위한 차원에서 실시하지 않는 한 검증된 데이터로 보기는 어렵다.

이따금 곧 전화가 올 거라든가, 문자 혹은 이메일이 도착할 거라는 예감이 적중하는 사람들이 있다. 쉽게 말해 앞일을 유독 잘 맞히는 사람들이 있다. 이미 알고 지내던 사람들 사이에서 종종 텔레파시 비슷한 현상이 발생한다는 점은 상당히 흥미롭다. 전혀 모르는 사람과의 텔레파시는 매우 드물다.

끌림 혹은 반감 어쩌면 텔레파시 현상을 설명할 수 있는 단초들이 있는지도 모른다. "이심전심이다", "그 친구의 기운이 나를 끌어당긴다", 혹은 "그 친구와 나는 피차 꽂히는 구석이 없다" 같은 표현들을 생각해보자. 수십 년 전부터 연구자들은 허다한 과학 연구를 통해 사람들 사이의 끌림 혹은 반감을 이해하기 위해 노력해왔다. 어떤 요소들은 이 현상을 사회적·심리적 맥락에서 벗어나 좀 더 잘 해석할 수 있게 해준다. 남녀 사이의 끌림이 가족이나 사회의 모델, 혹은 광고에서 제시하는 모델이 마침내 구현된 것으로 보일 때도 있다. 우리는 무의식적으로 이상적인 배우자상을 잠재의식에 받아들이곤 한다. 그 배우자상은 영화나 소설의 남자 주인공, 부모가 은근히 바라는 이상적인 사위, 반에서 1등을 독차지하는 남학생과 비슷한 구석이 있을 것이다.

어떤 모델이든 외부 세계가 제시하는 바와 맞아떨어질 수도 있고 대립할 수도 있다. 혹자는 부모에게 계속 사랑받는다는 감정이 중요하기 때문에 이상적인 사위 혹은 완벽한 며느리를 배우자로 선택하면서 안정감을 느낄 것이다. 반대로 자신을 반항적인 모델에 투사하면서 자신이 동의하지 않는 모든 의무를 집어치울 때 벅찬 자기 긍정, 정말로 살아 있다는 기분을 느끼는 사람들도 있다. 이 경우나 저 경우나 도사리고 있는 위험은 매한가지다. 다른 사람을 기쁘게 하기 위한 선택이든, 반항심에서 우러난 선택이든 그 선택이 반드시 본인의 내면 깊은 곳의 소망과 일치하란 법은 없다. 배우자 선택의 심리학적인 측면을 떠나 다른 측면들을 살펴본 연구도 많다. 남녀 간의 끌림은 두 사람의 유전적인 차이가 클수록 강력한 듯하다. 또한 다른 사람에게 느끼는 성적 욕망에는 후각이 무시할 수 없는 역할을 담당한다. 체취, 특히 겨드랑이와 음모에서 나는 냄새는 이성을 성적으로 자극한다.

사람 사이의 끌림과 소통에는 늘 설명되지 않는 부분이 존재한다. 그러나 설명이 가능한 부분도 있다.

어떤 과학자들은 사람과 동물 사이의 감응에 대해 연구했다. 이를테면 주인이 뭔가 위험한 상황에 처하면 주인과 떨어져 있는 개가 이유 없이 왈왈 짖는다든가 하는 경우는 꽤 많다. 또한 주인이 죽을 위험에 처하면 어떻게 해서든 구조대를 불러 오려고 이리 뛰고 저리 뛰고 하거나 희한한 짓을 해서 시선을 끄는 개들도 있다.

이와 비슷한 맥락에서 개가 주인이 돌아올 줄 알고 창가나 문 앞에 대기하는 행동을 연구한 과학자들도 있었다. 이들은 개 주인에게 외출했다가 하루 중 아무 때나 돌아와달라고 요청했다. 개는 주인이 집에 들어오기 10분 전부터 문 앞에 가 있었다. 평소 주인이 집에 들어오는 시각이 아니었는데도 개는 문 앞에서 주인을 반갑게 맞아들일 자세를 취했다. 연구진은 집 안에 설치한 감시카메라로 개의 이러한 행동을 관찰했다. 이처럼 어떤 동물들은 우리 눈에 보이지 않는 우리 각자의 색채를 포착할 수 있는 듯하다. 혹시 동물들에게는 우리가 아직 모르는 특별한 소통 수단이라도 있는 걸까? 우리는 말을 쓰지 않고도 소통하는 동물들의 방식에 대해 아직도 배워야 할 것이 무궁무진하다.

텔레파시와 관련된 실험들에 비춰 보건대, 이 수수께끼의 소통 방식은 늘 통하는 것은 아니며 상대도 많이 가린다. 고속도로에서 주파수를 맞추기 힘든 라디오방송처럼, 어떤 때는 제대로 도달하지만 어떤 때는 마구 끊긴다.

생각으로 조종하기 뇌 기능이 손상된 환자들이 새로운 치료를 받을 수 있게 되었다. 생각만 하면 로봇 팔이 스르르 뻗어나가 보온병을 집어주고 빨대를 꽂아 음료를 마실 수 있게 되었다. '뉴런 임플란트'는 뇌의 특수한 파장을 잡아낸다. 이 파장이 이식된 칩 안에서 전기 충격으로 바뀌어 컴퓨터로 전달되면, 컴퓨터는 사람의 지시와 생각에 따라 로봇 팔을 움직이는 역할을 한다. '뇌 임플란트'는 당연히 생각의 지시를 따르는 뇌 영역에서 제대로 위치를 잡아야 할 것이다. 뇌 기능이 손상된 환자들에게는 엄청난 희소식이다. 물을 마신다든가 하는 일상의 간단한 동작이나마 다른 사람의 도움 없이 자율적으로 할 수 있을 테니 말이다. 신체 마비를 겪거나 말을 못 하는 환자들이 그만큼 자유로워질 것이다. 20년 전만 해도 아무도 생각만으로 뭔가를 조종할 수 있으리라고 예상치 못했다. 물론 이러한 과학기술의 경험을 텔레파시와 동일시할 수는 없지만, 우리가 아직 알지 못하는 뇌의 소통 가능성에 대해 새로운 탐색의 실마리를 던져주는 것은 사실이다.

> **앵무새는 텔레파시 능력자**
>
> 앵무새는 사람 말을 조금이나마 할 수 있는 유일한 동물이다. 텔레파시 연구진은 뉴욕의 한 앵무새에게 주목했다. 특수 조련으로 무려 950개의 단어를 구사할 수 있게 된 앵무새였다. 연구진은 앵무새 주인을 옆방에 보내어 카드를 보여주었다. 카드에 적힌 단어는 모두 그 새가 이미 습득한 단어였다. 주인이 본 단어와 앵무새가 말한 단어가 일치한 확률이 32퍼센트였는데, 이는 통계적으로 가히 놀랄 만한 수치다.

자기 요법의 효력과 가능성

자기 요법이란 무엇인가?

1820년, 덴마크 과학자 한스 크리스티안 외르스테드Hans Christian Oersted는 흥미로운 실험에 성공함으로써 자기 요법Magnetotherapy의 길을 개척했다. 그는 전류가 흐르는 전선 옆에 나침반을 두었다. 그런데 전원을 꺼서 전선에 더이상 전류가 흐르지 않게 했더니 나침반 바늘이 가리키는 방향이 변했다. 단순하지만 의미심장한 결과였다. 나침반 바늘은 자철, 즉 자성을 띠는 쇠로 만들어져 있어 자유 회전을 하다가 항상 지구라는 거대한 자석의 북극을 가리키게 되어 있다. 나침반은 자신의 위치를 확인하게 해준다는 점에서 GPS 장치의 조상이라 할 만하다. 그런데 외르스테드의 실험은 우리 눈에 보이지 않는 파장이 나침반 바늘의 방향을 바꿀 수 있다는 것을 보여주었다. 보이지 않던 것이 보이게 되었고, 그것이 바로 이야기의 시작이었다.

자기磁氣란 사물과 사물 사이의 인력과 척력, 혹은 전하의 흐름의 관계에 관여하는 물리학적인 현상이다. 자성을 띠는 물체는 자기장과의 상호작용에 따라 방향 전환이나 이동 반응을 나타낸다. 자석에 자철이 달라붙거나 밀려나는 현상을 생각해보면 이해하기 쉽다. 그런데 이제 의학계의 발견에 힘입어 이 현상을 전혀 다른 눈으로 보게 되었다. 연구자들은 사람의 뇌에도 자기를 띤 입자들, 다시 말해 미세한 자철광 결정結晶이 존재한다는 사실을 밝혀냈다. 이 말인즉, 우리 뇌도 외부 자기장에 영향을 받는다는 얘기다. 자철광 결정은 나침반 바늘을 만드는 원료이기도 하다. 따라서 인간은 자기도 모르게 자기장과 상호작용을 하면서 살아간다. 이 상호작용이 어떻게 이루어지는지 배울 수 있다면 우기가 쥐고 있으면서도 사용법을 몰라 묵혀두었던 힘을 발견하게 될지도 모른다.

과거에 자기 요법 연구자들이 첫 번째 연구 대상으로 삼았던 동물은 비둘기였다. 실제로 비둘기의 뇌에도 자철광 결정들이 존재한다. 비둘기는 이 자석 입자들을 활용해 보이지 않은 레이더라도 달린 것처럼 하늘에서도 완벽하게 방향을 잡는다. 비둘기가 지구 반대편까지 눈에 보이지 않는 경선經線을 따라 여행할 수 있는 것도 이 견고하고 성능이 뛰어난 내비게이션 장치 덕분이다. 비둘기들은 철 따라 대이동을 할 때도 이처럼 지구전자기장을 활용해 자신의 위치와 항로를 파악한다.

인간의 뇌에서 자기가 발견됨으로써 어떤 질병들은 진단과 치료가 한결 수월해졌다. 환자에게 고통이 따르는 화학요법 대신 적용할 수 있는 새로운 치료법의 가능성도 보인다. 현재 과학자들은 행동 방식을 변화시키는(순한 사람을 공격적으로 만든다든가, 공격적인 사람을 순하게 만든다든가 하는) 차원까지도 염두에 두고 연구를 진행하고 있다. 이러한 연구들의 성과가 함부로 남용되어서는 안 된다는 얘기는 굳이 할 필요도 없을 것이다. 의사가 처방하고 적용할 때는 위험하지 않겠지만 독재자가 이 성과를 손아귀에 넣는다면 기술의 진보는 되레 재앙이 될 것이다.

자기 요법을 적용할 수 있는 경우를 예로 들면 가장 흔한 것이 두통과 우울증의 치료다. 그 치료법을 알아보기 전에 먼저 자기 요법에 대한 속설부터 짚어보자. 예로부터 시골에는 신묘한 힘을 지닌 치료사나 최면술사 같은 존재들이 있어서 주민들이 알음알음으로 찾아가기도 하고 소개해주기도 했다. 주민들은 언젠가는 자기도 도움을 청하러 갈 일이 있을지도 모른다는 생각에, 그들이 하는 일에 관해 귀

담아들어두고 주소도 챙겨두었다. 그들의 치료가 효험이 있음을 입증하는 진지한 연구나 조사는 전혀 없었다. 그런데도 본인이나 자기가 잘 아는 사람이 그런 치료사 덕분에 기적적으로 병이 나았다는 사연은 어디를 가나 심심찮게 들을 수 있었다. 그런 사연의 주인공들은 으레 당시의 전통 의학으로는 손을 쓸 수도 없고 고통을 덜어줄 수도 없는 환자들이었다.

나도 의사 일을 하면서 꽤 많은 사례를 접해보았다. 무사마귀, 두통, 류머티즘, 천식……. 그런 식으로 완치됐다는 병명들을 나열하자면 한도 끝도 없다. 솔직히 그런 얘기를 들을 때마다 의사로서 난처하고 당황스럽고, '플라시보 효과'가 치유로 이어진 것이 아닐까 의심스럽기도 하다.

플라시보 효과

의사가 위약(僞藥), 이를테면 캡슐 속에 설탕밖에 들어 있지 않은 가짜 약을 환자에게 주면서 통증이나 불면증에 기가 막히게 잘 듣는 약이라고 말했다고 치자. 이때 약을 받은 환자들의 3분의 1은 정말로 그 약이 효능이 좋다고 느낀다. 또한 의사가 정량 복용을 각별히 강조할수록 환자는 그 약의 효능을 더욱더 뚜렷하게 느낀다. 이 약을 먹으면 나을 수 있다는 강한 믿음이 그러한 효과를 낳는 것이다. 그래서 아무 성분도 들어 있지 않은 약도 30퍼센트의 환자들에게는 효과를 발휘한다. 플라시보 효과가 입증됨으로써 이제 제약 회사들은 항상 신약을 위약과 비교해서 검사해야 한다. 신약에 그저 플라시보 효과만 있는 것이 아니라 실제로 약효가 있음을 입증해야 하기 때문이다.

우울증과 두통을 치료하는 자기 요법

다섯 명 중 한 명은 살면서 한 번 이상 신경성 우울증을 앓는다. 이 통계 수치만 봐도 우울증이 얼마나 중요한 사회현상이 되었는지 알 것이다. 우울증은 일시적인 기분 상태가 아니라 삶을 좀먹고 심하게는 자살까지 불러오는 진짜 병이다. 우울증은 여러 가지 면모로 나타날 수 있기 때문에 진단하기가 까다롭다. 전형적인 우울증 환자는 심하게 울적해하고 아주 간단한 일에도 의욕을 느끼지 못하며 개인으로서의 가치를 잃어버린다. 경우에 따라서는 극심한 피로, 식욕부진이나 과식증, 집중력 장애, 결정 장애, 성욕 감퇴, 짜증, 공격성, 무슨 일을 해도 즐겁지 않은 기분이 두드러진다. 나는 특히 위장된 우울증MD, Masked Depression에 주목해야 한다고 생각한다. 위장된 우울증의 경우, 우울증이 자리 잡는데도 아무도 눈치 채지 못한다. 본인조차 자기가 진짜 우울증일 거라고는 꿈에도 생각을 못 한다. 몸이 계속 구조신호를 보내는데도 괴로워하는 당사자나 주변 사람이나 그 절망에 찬 SOS를 못 알아듣기는 마찬가지다. 위장된 우울증은 소리도 없이 매일매일 조금씩 사람의 심신을 갉아먹는 병이다.

우울증에는 여러 가지 위험 인자가 결부될 수 있다. 세로토닌(중추신경계의 중요한 신경전달물질) 수치가 낮아서 생기는 우울증도 있다. 갑상선 기능의 저하나 폐경은 호르몬 분비의 변화를 불러오기 때문에 우울 상태를 악화시키거나 우울증을 유발할 수 있다. 스트레스, 특히 장기간 지속되는 스트레스는 익히 알려져 있는 우울증 위험 인자다. 계절도 영향을 미친다. 주로 가을, 겨울에 발생하는 계절성 우울증, 일명 계절성 정동장애SAD, Seasonal Affective Disorder라는 병명이 따로 있을 정도다. 계절성 우울증에는 광선치료가 적합하다. 마지막으로 이혼이나 가까운 이의 사망, 실업 등의 급격한 상황 변화에서 비롯되는 우울증이 있다. 이때는 외적 사건에 대한 일종의 반응으로서 우울증이 나타난 것이다.

오늘날 우울증 치료법은 굉장히 많지만 그런 방법들을 동원한다고 해서 우울증 환자의 완치를 보장할 수는 없다. 심리 치료나 정신과 치료는 환자의 깊은 내면에서 우울증을 설명할 수 있는 과거의 사건들을 찾아내는 데 도움을 준다. 프로이트가 열어놓은 수많은 길을 통해 정신과 의사들은 환자의 무의식을 파헤쳐 어떤 우울증의 뿌리를 찾아낸다. 기분을 조절하는 약물도 다수 존재하지만 그 효능은 고르지 않다. 게다가 기분 조절제에는 의존성이 생길 수 있으므로 그러한 위험 역시 간과해선 안 된다.

얼마 전부터 새로운 우울증 치료법이 약물치료 없이, 나아가 부작용이나 다른 위험 없이 병세를 호전시킬 가능성을 보여주고 있다. 바로 경두개 자기 자극 요법TMS, Transcranial Magnetic Stimulation이다. 의사는 환자를 앉혀놓고 정수리에 일종의 큼지막한 자석을 붙여서 약 10분간 강력한 자기장을 발생시킨다. 이렇게 하면 뇌의 특정 영역이 전자기선에 자극을 받는다. 그 영역은 감정 조절, 쾌감과 즐거움에 관여하는 것으로 알려져 있다. 두피에서 1.6센티미터 아래, 왼쪽 측면 전전두피질에 위치하는 이 동전 크기만 한 영역을 정확히 집어내기 위해 의사들은 일종의 뇌 GPS에 해당하는 장치를 사용한다. 해당 영역을 정확히 자극하면 마치 '맞았습니다!'라는 신호처럼 환자의 오른손 엄지가 반사적으로 오그라든다…….

동물 실험은 이 영역을 자극함으로써 우울증에 어떤 효과가 미치는지 보다 잘 이해할 수 있게 해주었다. 이 영역이 자극을 받으면 쾌감과 욕망을 끌어올리는 도파민이 분비된다. 이미 미국에서는 경두개 자기 자극 요법이 환자들에게 널리 사용되어 고무적인 성과를 내고 있다. 커다란 사회문제가 되고 있는 질병을 부작용 없이 효과적으로 치료하는 이 새로운 방법은 계속 주시할 만하다.

두통을 호소하는 환자는 남성보다 여성이 세 배나 많다. 두통을 느끼는 정도나 빈도는 사람에 따라 천차만별이다. 대개 두통 발작이 일어날 것 같으면 전조 증상을 먼저 느낀다. 어떤 사람은 두통을 워낙 자주 겪다 보니 초콜릿이나 커피를 먹으면 머리가 아프다든가 스트레스나 생리 주기와 관계가 있다든가 하는 특이 사항을 알아차린다. 두통은 몹시 고통스러운데 개인차가 워낙 커서 어떤 치료법이 잘 듣는다고 단정할 수 없다. 베타차단제, 보톡스, 아스피린, 아세트아미노펜(타이레놀의 주성분) 중에서 자기에게 잘 맞고 두통을 효과적으로 완화하는 수단을 찾아야 한다.

경두개 자기 자극 요법은 일부 두통 환자들에게도 긍정적인 효과를 나타낸다. 부작용의 우려가 없고 고통이 따르지 않는다는 장점도 가볍게 볼 수 없다. 안정 상태에서의 떨림과 근육의 과도한 긴장이 특징인 파킨슨병에 대해서도 경두개 자기 자극 요법이 운동 능력의 일부나마 회복하는 데 도움이 된다. 서기나 작가처럼 직업적으로 글씨를 많이 쓰는 사람들에게 주로 발생한다고 해서 '글쟁이병'이라고도 하는 근긴장이상증Dystonia에도 경두개 자기 자극 요법이 효과가 있다. 지금은 이 새로운 치료법이 도입되는 단계일 뿐이지만 이미 기대를 걸어볼 만한 성과들이 나와 있으니 고전적인 치료법이 잘 듣지 않는 환자들에게는 시도를 고려해볼 만하다.

손에 깃든
이해할 수 없는 힘

좋은 연구자가 되기 위한 첫 번째 수칙은 어떤 생각도 '선험적으로' 품어서는 안 된다는 것이다. 연구자는 모름지기 선입견 없이 관찰하고 생각해야 한다. 약용식물을 예로 들어보자. 아프리카, 인도, 아시아에서는 수백 년 전부터 약용식물들을 치료에 이용했다. 오랜 세월 동안 수많은 이들이 약용식물을 사용하면서도 왜 그 식물들이 그러한 치료 효과를 나타내는지는 정확히 알지 못했다. 얼마 전부터 약학 산업 연구자들은 이러한 식물들을 찾아서 과학적으로 입증할 수 있는 치료 효과가 있는지를 연구하고 있다. 지금으로서는 잘 알려진 몇몇 질병의 치료에 조상들의 실용적인 노하우를 빌리는 정도로 만족해야 할 것이다. 조상들은 본능적으로 어떤 식물을 어떤 병에 써야 하는지를 알았다. 하지만 어떤 약용식물은 유명세에 비해 효과가 실망스럽다. 어쨌든 연구는 지금도 진행 중이다. 나는 이러한 취지에서 초심리학Parapsychologie에 해당하는 현상들의 이면에 과학적인 실체가 있는지 잠시 살펴보고자 한다. 단, 여기서는 수천 년간 전해 내려온 옛 방식들의 타당성을 생각해보는 정도로 넘어가겠다.

손금, 미래를 예측하다

중국과 인도에서는 5천 년 전부터 손금 보는 법이 전해 내려온다. 이처럼 손바닥의 선을 보고서 그 사람의 성격이나 미래를 해석해내는 것을 수상술手相術이라고 한다. 손금 중에서도 가장 중요한 것은 생명선이다. 생명선은 그 사람의 수명을 알려주기 때문에 생명선이 짧거나 끊어져 있으면 상서롭지 못하다. 손금 보는 사람들은 생명선의 길이와 사람의 생애를 비례관계에 두고 언제쯤 사망할지 점치기도 한다. 생명선은 엄지와 검지 사이에서 시작되어 손목에서 엄지와 가까운 쪽으로 뻗어나간다. 두 번째로 중요한 선은 손바닥 중앙의 두뇌선이다. 감정선은 애정 관계가 어떻게 흘러갈 것인지를 보여준다. 그 외에도 운명선, 재물선이 있다. 과연 손금에는 믿을 만한 근거가 있을까? 아니면 순전히 사기로 봐야 하나?

여러 연구팀이 이 문제에 매달린 바 있다. 영국의 뉴릭Newrick 교수팀은 생명선의 길이와 실제 수명의 상관관계를 조사해보았다(1990년). 그는 이 관계를 엄밀하게 확인할 수 있는 방법을 고안했다. 백 건의 시체 부검을 표본으로 삼아 생명선의 길이와 실제 생존 기간을 비교한 것이다. 예상과 달리 실제로 생명선과 수명 사이에는 어느 정도 비례관계가 있었다. 조사 대상은 27세부터 105세 사이의 남성 63명, 여성 37명이었다. 뉴릭 교수는 시신마다 동일한 자세를 취하게 하고 각 시신의 양손을 쫙 펴서 손금 길이를 꼼꼼히 측정했다. 생명선과 수명의 관계는 왼손보다 오른손에서 좀 더 뚜렷이 나타났다. 어쨌든 이 데이터는 고작 백 명의 표본에서 처음 얻은 것이기 때문에 훨씬 더 큰 표본으로 검증할 필요가 있을 것이다. 같은 취지에서 다른 연구들이 진행되기도 했다. 그중 언급하고 싶은 것은 최근 인도에서 있었던 마단Madan 교수팀의 연구다(2011년). 만 3세에서 6세 사이의 아동 336명을 대상으로 한 이 연구에 따르면, 충치의 발생과 가운뎃손가락의 지문 모양 사이에 모종의 상관관계가 있다고 한다.

주름살이 처음 눈에 띄는 시기와 수명 사이의 상관관계는 과학적인 연구들로 입증되었다. 또래보다 열 살 어려 보이는 사람은 실제로 또래보다 10년을 더 살 확률이 높다고 한다. 흡연을 하면 얼굴에 깊은 주름이 빨리 잡히고 안색이 칙칙해지며 심혈관계 질환이나 암의 발병이 빨라진다는 사실을 생각해보면 이러한 연구 결과는 쉬이 납득이 간다. 굳이 손금을 들여다보지 않아도 수명을 예측할 수 있는 방법들이 있다. 가령 노인의 보행 속도를 보면 그 사람이 얼마나 오래 살지 예측할 수 있다.

레이철 쿠퍼Rachel Cooper 교수팀은 수정 공을 들여다보지 않고도 객관적으로 수명을 예측할 수 있는 그 밖의 지표들을 찾아보았다. 노인들의 경우에는 손아귀 힘, 보행 속도, 의자에서 일어날 때의 신속성과 수명 사이에 분명한 상관관계가 있었다. 전반적으로 거동이 신속한 사람일수록 근력을 잘 유지하고 오래 살 확률이 높았다.

그대 손을 보여주시오

손을 들여다보면 그 사람의 인생이 짐작될 때가 많다. 힘쓰는 일을 많이 하는 노동자의 마디진 손가락, 피아니스트의 섬세한 손가락, 그 외에도 여러 가지 손 모양이 나름의 고백을 들려준다. 사람의 나이는 얼굴보다 손에서 더 확실히 드러난다. 얼굴에는 선크림을 꼭 바르면서 손에는 바르지 않는 사람들이 많다. 하지만 손이야말로 자연광에 매우 많이 노출되는 부분이기 때문에 선크림을 챙겨 바르는 것이 좋다.

> **손톱이 말해주는 것**
>
> 어떤 질병들은 손의 모양, 특히 손톱을 보면 바로 알 수 있다. 그 예를 몇 가지 들어보겠다.
>
> - 손톱이 휘어 자란다면 절대 그냥 넘어가선 안 된다. 폐암 같은 중병의 신호일 수 있기 때문이다. 폐암에 걸리면 손톱이 곤봉처럼 뭉툭해지고 커지면서 손바닥 쪽으로 둥글게 휘어지는 곤봉지棍棒指 현상이 나타난다. 이때 손톱의 길이와 폭이 다 늘어난다. 손톱의 무르기는 정상이고 형태만 변한다.
> - 손톱의 색깔도 중요한 지표다. 손톱이 보라색을 띤다면 당장 병원에 가기 바란다. '청색증'이라고 부르는 이런 증상은 혈액에 산소가 부족할 때 생긴다. 원인은 여러 가지가 있다. 폐에 만성질환이 있거나 폐암이 있는 경우, 심혈관계 질환이 있거나 심장이 제 구실을 다하지 못하는 경우를 의심할 만하다. 손톱이 보라색을 띤다면 입술 색깔도 확인해보라. 입술도 보라색이라면 청색증일 확률이 높다. 한편, 손톱에 비쳐 보이는 하얀 반점들은 건강의 적신호로 보지 않아도 된다.

검지의 길이와 전립선암

최근 영국에서 검지의 길이가 전립선암의 예측 요인이 될 수 있다는 연구 결과가 있었다. 60세 이하 남성의 경우 검지가 약지보다 길면 전립선암에 걸릴 위험은 87퍼센트 낮아진다. 60세 이상 남성의 경우에는 이 위험이 33퍼센트 정도만 낮아진다. 검지의 길이는 임신 중 분비되는 호르몬 수치와 관계가 있다. 남자아이가 테스토스테론에 석게 노출될수록 검지의 길이가 길어지고 전립선암에 걸릴 확률은 낮아진다는 것이다.

또 하나의 질병 진단법, 필적 감정

필적 감정은 글씨를 통해 그 사람의 심리적인 특징을 파악하고자 하는 해석 체계다. 실제로 일부 직업소개소에서는 어떤 자리에 사람을 추천하기 전에 필적 감정을 거치기도 한다. 여기서 문제는 글씨를 보고 그 사람에게 어떤 병이 있는지 알 수 있는가, 필적 감정이 개인의 인성과 심리를 파악하는 방법으로서 믿을 만한가 하는 점이다. 사실 요즘은 머리카락 한 올이면 유전자 코드를 파악할 수 있기 때문에 (하루에 빠지는 머리카락이 50가닥도 더 된다는 점을 감안한다면) 필적 표본을 구하는 것보다 머리카락 한 올로 알아보는 편이 더 쉽다. 게다가 지금은 문자 메시지와 이메일의 시대인 만큼 글씨체를 보고 뭔가를 파악할 기회 자체가 드물다. 어쨌든 파킨슨병 환자는 특유의 손 떨림 때문에 글씨를 보면 표가 난다.

그런데 필적 감정을 다룬 연구들 가운데 짚고 넘어갈 것이 있다. 바로 프랑스 라리부아지에르 병원의 물리Mouly 교수팀이 발표한 연구다(2007년). 이 연구는 필적 감정으로 자살 위험도가 높은 사람들을 가려낼 수 있다는 사실을 보여주었다. 연구진은 자살 기도 경험이 있는 사람 40명과 심리적인 문제를 전혀 드러낸 적이 없는 사람 40명을 선발해서 편지를 쓰게 했다. 80통의 편지를 모아서 필적을 분석해본 결과, '자살 위험도가 높은' 집단과 비교 집단 사이에 특징적인 차이가 드러났다. 필적 감정은 법적인 차원, 가령 유언장 같은 공식 문서의 진위를 판별한다든가 하는 과정에도 쓰인다. 이것으로 미루어 보건대 글씨체를 해석하는 진지한 기준들은 분명히 존재한다.

체형이 말해주는 건강

어떤 사람의 얼굴이나 체형을 흘끗 보기만 해도 앞으로 그 사람의 건강 상태가 어떨지 짐작해볼 수 있다. 손을 들여다볼 필요조차 없다는 얘기다…….

1백만 명 이상의 영국 여성들을 조사한 결과, (암의 종류와 상관없이) 암 발병률이 키와 비례하는 것으로 나타났다. 여성은 키가 크면 클수록 암에 걸릴 확률이 높다는 것이다. 키 173센티미터의 여성은 키 150센티미터의 여성에 비해 암에 걸릴 확률이 37퍼센트나 더 높다. 신장 150센티미터를 기준으로 10센티미터 커질 때마다 암에 걸릴 확률은 16퍼센트씩 높아진다. 또 다른 연구에서는 남성이 키가 클수록 고환암에 걸릴 확률이 높다고 보고한 바 있다. 연구자들은 키 180센티미터를 기준으로 5센티미터가 커질 때마다 고환암에 걸릴 확률이 13퍼센트 늘어난다고 보았다.

체지방이 골고루 분포해야 튼튼하다

사과보다는 서양배를 닮은 체형이 건강을 유지하기에 좋다. 체지방의 분포는 심혈관계 질환의 위험을 파악하는 데 좋은 지표다. 지방이 배와 허리에 몰려 있는 사람은 하체가 뚱뚱한 사람보다 심혈관계 질환을 앓을 위험이 크다. 어느 과학 연구에서는 둔부에 체지방이 몰려 있는 여성은 심혈관계 질환을 앓을 확률이 더 낮다고 보고하기까지 했다. 이러한 위험을 대충이나마 자가 측정하는 기준이 있다. 허리둘레가 80센티미터가 넘는 여성, 94센티미터가 넘는 남성은 의사와 상담하기 바란다.

의학에서 말하는 대사증후군은 하루라도 빨리 감지해 조치를 취하는 것이 중요하다. 대사증후군을 의심해 마땅한 몇 가지 기준을 제시한다. 여성의 허리둘레가 80센티미터 이상인 경우, 남성의 허리둘레가 94센티미터 이상인 경우, 혈중 중성지방의 농도가 리터당 1.50그램이 넘는 경우, 혈압이 130/85(mmHg) 이상인 경우, 좋은 콜레스테롤 수치는 낮고 나쁜 콜레스테롤 수치는 높은 경우, 혈당이 리터당 1그램을 초과하는 경우라면 긴장하라. 대사증후군 진단이 떨어지면 온갖 심혈관계 질환으로 가는 문이 활짝 열렸다고 봐야 한다.

점성술에 건강을 묻다

태어난 달이 운명을 좌우한다?

잡지마다 '별자리 운세' 꼭지는 절대 빠지지 않는다. 솔직히 그런 운세풀이를 믿지는 않지만 그래도 다들 읽어보지 않는가. 그런데 양력이든 음력이든 태어난 달로 운명을 예측할 수 있다는 발상에 조금이라도 근거가 있는 걸까? 물론 본인의 별자리 운세만이 아니라 다른 어느 누구의 별자리 운세를 읽어봐도 좀 솔깃하게 다가오는 부분은 있게 마련이다. 때로는 운세풀이와 실제로 한 주 동안 일어난 사건 사이에서 우연의 일치를 찾아볼 수도 있다.

과학자들은 탄생 월과 인생의 주요한 사건들 사이에 과연 상관관계가 있는지 확실히 알아보기 위해 연구를 시도했다. 요즘은 개인의 건강 이력이 워낙 잘 데이터화되어 있기 때문에 탄생 월과 건강 상태를 비교하는 작업이 충분히 가능하다. 물론 이 연구는 개인의 생애를 회고하는 형식을 취할 수밖에 없었다. 오스트리아 연구진이 베트남에서 그 첫 번째 연구를 실시했다. 이 연구에서는 7월과 8월에 태어난 여성은 자녀를 적게 둔다는 결과가 나왔다. 임신 중에 섭취하는 음식, 기후 조건 등이 생식기관에 영향을 미칠지도 모른다. 특정 영양소가 부족해서 그런 결과가 나왔을 가능성도 있다. 가령 임신 중에 엽산 섭취가 부족하면 태아가 척추갈림증Spina-bifida이 있는 기형아가 될 확률이 높아진다고 한다. 그 후 오스트리아 연구진은 루마니아 여성들을 대상으로 한 연구에서 6월생 여성은 12월생 여성보다 아이를 잘 낳는다는 결과를 확인했다.

스웨덴의 닐손Nilsson 교수팀은 아이의 탄생 월과 알레르기의 관계를 연구했다(2007년). 4장에서도 살펴보았지만, 알레르기성 질환을 앓는 인구는 점점 늘어가고 있다. 알레르기로 고생하는 사람은 15년 사이에 두 배로 늘었다. 현재 세 명 중 한 명은 알레르기성 질환을 앓을 정도다. 증상은 가벼운 코 막힘부터 천식까지 천차만별이다. 환자들의 연령대도 다양하나. 스웨덴 연구진은 12~15세의 아동 209명을 조사 대상으로 삼았다. 조사 결과, 9월에서 2월 사이에 태어난 아이들은 꽃가루나 식품으로 인한 호흡기 알레르기 문제를 좀 더 많이 겪었다. 반면 봄에 태어난 아이들에게서는 그러한 알레르기성 질환이 덜 나타났다. 아이가 태어난 직후에 꽃가루를 접할 기회가 있으면 꽃가루에 대한 면역력이 더 발달하기 때문이 아닐까. 한편 벨기에 과학자들은 크론병(소화기관에 발생하는 만성 염증성 장 질환)과 탄생 월의 관계에 주목했다. 이 연구는 크론병 환자 1025명을 대상으로 이루어졌다. 그 결과, 크론병과 탄생 월 사이에는 무시하기 어려운 상관관계가 있는 것으로 밝혀졌다. 6월생이 크론병을 앓는 경우는 대단히 드물었기 때문이다. 산모가 충분히 햇볕을 쬐느냐 마느냐가 태아에게 중대한 영향을 미치는 걸까? 피부가 햇볕을 적당히 쬐어야만 비타민D를 합성할 수 있고 비타민D가 몇몇 질병을 예방하는 효과가 있다는 사실은 이미 잘 알려져 있다. 영국의 베이즈Bayes 교수팀은 다발경화증과 탄생 월 사이에 상관관계가 있는지를 연구했다(2009년). 연구진은 다발경화증을 많이 앓기로 유명한 스코틀랜드 사람들을 조사 대상으로 삼았다. 연구진은 상당히 큰 표본을 가지고 이 병과 탄생 월 사이에 모종의 관계가 있음을 증명했다. 남성과 여성 모두 4월생은 다발경화증을 앓는 비율이 평균보다 22퍼센트나 높은 반면, 가을에 태어난 경우는 평균보다 16퍼센트 낮았다. 역시 영국의 어느 의학 연구팀이 탄생 월과 심인성 거식증의 관계에 주목한 바 있다. 심인성 거식증 환자들 중에는 3월과 6월 사이에 태어난 이들이 유독 많았고, 9월과 10월 사이에 태어난 이들은 적었다.

달의 영향은 존재하는가?

예로부터 달은 신화적인 의미를 지녔다. 달의 기운 때문에 병이 생긴다는 둥, 아이가 태어날 때 달의 위치에 따라 기질이 정해진다는 둥, 보름달이 뜨는 날에는 이상한 현상들이 일어난다는 둥, 달을 둘러싼 공론에는 별의별 것이 다 있다. 인간은 1969년에 사상 처음으로 달의 지표면을 밟았지만 그 후로도 달과 관련된 인간의 상상은 그리 변하지 않았다. 하지만 지난 천년의 역사에서 기억해야 할 사건은 아마도 인간의 달 착륙밖에는 없지 않을까 싶다. 어쨌든 달과 관련해서도 과학적 연구 결과들을 참조해보면 재미있을 것이다.

글래스고의 아마드Ahmad 교수팀이 혈관 질환으로 입원한 환자 7천 명을 대상으로 조사해보니 보름달이 뜬 날에는 유독 입원 환자들이 많아진다는 것을 알 수 있었다. 우연의 일치인지, 아직 이 현상에 대한 납득할 만한 설명은 나오지 않았다. 스페인의 로만Roman 교수팀도 보름달이 뜨는 시기에는 소화기 출혈로 인한 입원 환자가 늘어난다는 연구 결과를 얻었다(2004년). 보름달이 떠 있는 동안은 입원 환자가 하루에 한 명꼴이었지만 다른 시기에는 이틀에 한 명꼴로 줄었다. 이란의 연구진은 달의 주기와 신장통 발작 사이의 관계를 지적했다. 달의 주기 변화가 대기 환경의 몇 가지 조건을 좌우하기 때문에 인체에도 그 여파가 미치는 것일까? 아니면 사람들이 미신을 잘 믿기 때문에 보름달이 뜨는 시기에 더 불안해지고 스트레스를 받는 걸까?

죽음의 신이 선호하는 시간대가 있다

그 밖의 영역에서도 과학은 지금까지 우연으로만 치부되었던 몇몇 사항을 마침내 설명해주었다. 세계 어느 나라에서든 사망률이 가장 높은 시각은 (교통사고 사망을 제외하면, 사망 원인을 막론하고) 동틀 무렵이다. 이런 현상을 두고, 아침 해가 떠오르는 모습을 마지막으로 한 번 만 더 보고 저세상으로 가고 싶은 바람 때문이라고 해석하는 사람들도 있다.

우리 몸의 생체 시계에 맞춰 분비되는 단백질에서 이유를 찾는 해석도 있다. 사람에게는 생체 시계와 심장 세포의 수축에 모두 관여하는 유전자가 있는데, 이 유전자 때문에 해 뜰 무렵에는 심장 세포들이 약해져서 심장박동에 문제가 생기기 쉽다. 실제로 우리 몸의 생물학적 파라미터(매개 변수)는 시간대에 따라 변한다. 가령 혈장 코르티솔의 농도는 오전 8시에 최대치를 찍는다. 코르티솔은 혈당을 높이고 에너지와 근력을 강화한다. 하루의 시간대와 관련된 바이오리듬은 조금 처질 수도 있고 앞당겨질 수 있다. 이처럼 개인차가 있기 때문에 아침에 더 적극적인 자세를 취하는 사람이 있는가 하면 오후에 더 적극적으로 변하는 사람들도 있다.

지금으로서는 이러한 현상들을 관찰할 수만 있을 뿐, 합리적인 설명을 제시하기는 어렵다. 그러나 개인들의 다양한 '건강 이력'을 추적할 수 있게 해주는 현재의 데이터베이스를 기상 자료, 생년월일, 달의 주기 등과 비교하는 작업은 어렵지 않다. 어쩌면 인류는 기존의 점성술과 차별화되는 새로운 점성술을 이제 막 배우기 시작한 단계에 있는지도 모른다……. 그리고 결코 멈추지 않는 연구자들이 있다. 이를테면 미국의 한 연구진은 묘지의 비석들만 붙잡고 매달려 있다. 그들은 특히 부부들의 탄생 연도와 사망 연도에 주목했고, 꽤 놀라운 사실을 확인했다. 자기보다 나이가 한참 어린 여성과 결혼한 남성들은 동갑내기와 결혼한 남성들에 비해 오래 사는 경향이 있다고 한다. 남편보다 어린 아내들이 어느 시점에 가서는 주의 깊고 헌신적인 간호사 역할을 하는 모양이다…….

탄생일이 사망일에 미치는 영향

캘리포니아의 필립스Philips 교수팀은 생년월일이 죽음에 미치는 영향을 연구했다. 그는 무려 270만 명에 달하는 광범위한 표본을 가지고 연구를 진행했다. 분석 결과, 여성은 생일을 지내고 그다음 주에 사망하는 비율이 상당히 높았다. 연구진은 여성들이 의미가 남다른 날까지는 살고 싶다는 의지력을 발휘하다가 결국 그날을 맞이하고 나면 마음을 놓아버리기 때문에 이런 현상이 나타난다고 보았다. 그런데 남성은 여성과 정반대로 생일을 앞둔 일주일 사이에 사망하는 비율이 높았다. 아무래도 남자들에게는 생일이 스트레스인 모양이다.

피부는 신호등이다

물론 평소에 우리의 안색이 밝고 생기 넘치기만 하는 것은 아니다. 그렇다면 피부를 보고 병을 알아차리기가 한결 쉽지 않겠는가. 피부

색보다는 피부에 감도는 광택이랄까, 그런 부분을 봐야 한다. 자연광 아래서 피부색의 변화를 수시로 살펴볼 필요가 있다. 미심쩍은 부분이 있다면 거울을 들여다보거나 주위 사람들에게 물어보면서 짚고 넘어가라.

피부가 누렇게 뜬다면

피부나 눈의 흰자위에 누런빛이 돈다면 간이 제 기능을 하지 못해서 SOS를 보내고 있을 공산이 크다. 짐작할 만한 원인은 다양하다. 바이러스성 간염, 간암, 담도 질환, 알코올성 간 질환, 담낭 결석, 그 밖에도 길버트 증후군(혈중 빌리루빈⁺의 수치가 비정상적으로 높지만 별다른 증상은 없는 유전 질환으로, '모일렌그라하트증'이라고도 한다)처럼 아주 심각하진 않은 문제가 있을 수 있다. 어쨌든 얼굴이 눈에 띄게 누레졌다면 병원에 가서 원인을 찾고 필요에 따라 치료를 받아야 한다.

✢   쓸개즙 색소를 이루는 등황색 또는 붉은 갈색의 물질.

피부에 잿빛이 돈다면

잿빛 피부는 단연 흡연자들에게서 두드러지는 현상이다. 혈액에 산소가 풍부하지 않기 때문에 얼굴색이 담배 연기와 비슷해지는 것이다. 담배를 피우면 주름이 더 빨리, 더 깊이 자리를 잡고 피부에 산소를 공급하는 혈관들에 노폐물이 쌓여서 원활한 혈액 흐름을 방해한다. 담배는 노화를 촉진하고 암과 심혈관계 질환의 위험을 높이는 화근이다. 담배를 피우지 않는 사람의 피부가 잿빛으로 변했다면 에디슨병을 의심해볼 수 있으니 참고하라. 에디슨병, 일명 부신피질기능저하증은 부신이 손상되어 부신피질호르몬이 부족해지는 병이다.

붉은 얼굴, 창백한 얼굴, 주황색 얼굴

햇볕을 많이 쬐지도 않았는데 피부에 붉은 반점들이 보인다면 병을 의심해볼 만하다. 진성적혈구증가증은 혈액 속 적혈구가 정상치 이상으로 늘어나는 병이다. 적혈구가 과다하면 혈관 질환의 위험이 높아지기 때문에 각별한 주의가 필요하다. 그 밖에도 안색으로 이상 신호를 알아차릴 수 있는 경우가 더러 있다. 낯빛이 창백해졌다면 눈에 보이지 않는 작은 출혈, 이를테면 종양 출혈로 인한 빈혈 상태일 수도 있다. 철분이나 비타민B12가 부족해도 빈혈이 되기 쉽다. 비타민

A를 과다 섭취했을 경우에는 얼굴에 주황색이 감돈다.

결론 삼아 말하는데, 일광욕을 즐기지도 않았는데 얼굴이 많이 탔다든가 안색이 이상스럽다는 말이 심심찮게 들린다면 지체하지 말고 병원에 가라.

자연 치유가 가능할까?

의사 입장에서, 이성적으로 이해할 수 없는 일을 받아들이기란 쉽지 않다. 어느 병원에서 처음으로 자연 치유의 사례를 접했을 때만 해도 나는 그 병원의 젊은 외래 의사에 불과했다. 환자는 유방암이 이미 상당히 전이된 50세 여성이었다. 우리 의료진은 자연 치유된 이 환자를 우리 눈으로 직접 보고도 도무지 이해할 수 없었다. 환자 본인도 이제 살날이 얼마 안 남았다고 알고 있었다. 병이 있다는 사실을 알았을 때는 이미 말기 암 상태였기 때문에 의료진도 환자의 요청에 따라 진통제를 처방했을 뿐, 수술이나 여타의 치료를 시도하지 않았다. 그런데 모든 예상을 깨고 이 환자는 몇 달 후에 완치되었다. 이 기적 같은 치유의 원인은 그 후로도 밝혀내지 못했다.

훗날 나는 이와 비슷한 사례들이 더 있다는 것을 알았다. 암 환자

10만 명 중 한 명꼴로 자연 치유 사례가 나타난다고 한다. 매우 드물기는 하지만 분명히 존재하는 사례인 것이다. 암의학에서 이러한 자연 치유 판정이 떨어지려면 생체검사가 필요할 뿐 아니라 화학요법, 방사능 요법, 면역요법과 수술을 받지 않았다는 확인을 거쳐야 한다. 자연 치유 사례가 극히 드문 이유는 이처럼 까다로운 판정 기준 때문이기도 하다. 일단 암 진단을 받고서 아무런 치료도 받지 않는 것 자체가 무척 예외적인 상황 아닌가.

어떤 연구자들은 암의 자연 치유 사례들에 어떤 공통점이 있는지에 관심을 기울였다. 어쨌든 말이 되는 추론이다. 어떤 치료법이 암을 낫게 할 수 있는지를 고민하는 대신 어떻게 암 환자들이 자연 치유되었는지를 알아내보자는 것 아닌가. 그들에게 공통점이 있을까? 그들 인생에 도대체 무슨 일이 있었기에 운명의 반전이 일어났을까? 지금으로서는 이 주제를 다루는 '대대적인' 연구 프로그램이 없다는 게 심히 유감스럽다. 그럼에도 불구하고 이미 몇몇 의사들은 주목할 만한 몇 가지 특징을 지적했다. 우선 암의 자연 치유는 특정한 종류의 암, 특히 신경암이나 소아암에서 좀 더 자주 나타난다. 소아암에 걸렸다가 자연 치유된 아이들에게는 이 현상을 해명해줄 만한 유전적 요인이 있을 것으로 보인다. 성인의 경우에는 유방암과 신장암의 자연 치유가 좀 더 자주 눈에 띈다. 이 환자들에게 유일한 공통점이 있다면, 90퍼센트 이상은 바이러스 감염 이후에 자연 치유가 이루어졌다는 점이다. 사실 암세포가 있다는 것은 바이러스 감염을 막는 역할을 하는 인터페론이라는 단백질이 결핍되어 있다는 의미다. 따라서 바이러스 감염 이후의 자연 치유는 바이러스와 암의 관계에 대한 기존의 생각과 정면으로 충돌한다. 예를 들어 인유두종바이러스와 자궁경부암(지금은 사춘기 이후에 접종할 수 있는 자궁경부암 백신이 나와 있다), 간염바이러스와 간암, 엡스타인바 바이러스와 버킷림프종의 관계를 생각해보라. 그런데 자연 치유에 대한 연구는 정반대의 얘기를 들려준다. 바이러스 감염이 암이 낫는 데 도움이 될 수 있다고? 이미 이러한 방향으로 연구를 추진하고 있는 팀들이 많다. 오스트레일리아 연구진은 감기바이러스를 이용한 연구를 진행하고 있다. 암 치료에 감기바이러스를 이용한다는 게 언뜻 이상하게 들릴 수 있지만, 이미 몇 가지 단서가 발견되었다. 이 연구는 암(버킷림프종)에 걸린 8세 우간다 소년이 홍역에 걸렸다가(바이러스 감염) 암이 자연 치유된 사례에서 힌트를 얻어 시작되었다.

같은 취지에서 헤르페스바이러스와 암의 관계를 파헤치고 있는 다른 연구팀도 있다. 미국 신시내티의 한 연구진은 악성종양(신경암)이 있는 쥐를, 헤르페스바이러스를 약화시켜 주사하는 요법으로 치료했다. 티모티Timoty 교수팀은 두 종류의 바이러스로 시험해보았다. 일반적인 감기를 일으키는 아데노바이러스와 수두를 일으키는 헤르페스바이러스 중에서 암 치료에 좀 더 효과가 좋은 쪽은 후자였다. 헤르페스바이러스를 한 번 주사하는 것만으로도 쥐의 악성 종양이 사라질 정도였다. 암의 자연 치유를 설명할 수 있는 이러한 기제들을 우리는 이제 겨우 조금씩 알아가는 단계에 있다. 아직 해답을 얻지는 못했다. 그러나 흩어져 있는 퍼즐 조각들을 찾고 있으니 이제 그림을 맞춰나가면 된다.

― 에필로그 ―

가장 좋은 약은
바로 당신이다

우리에게는 엄청난 힘이 있는데 정작 우리는 그런 힘이 있는지조차 모른다. 사람의 뇌와 신체에는 한 번 써보지도 못한 놀라운 역량이 잠들어 있다. 우리는 그 역량의 존재 자체를 몰라서 못 쓰기도 하고, 어떻게 찾아내서 계발하고 활성화해야 하는지를 몰라서 못 쓰기도 한다. 어떤 이가 남다른 일을 해내면 우리는 너무 쉽게, 너무 빨리 '재능'을 들먹거린다. 이처럼 성급한 해석은 모든 것이 이미 결정되어 있다는 뜻, 어떤 사람은 재능을 타고나고 어떤 사람은 그렇지 않기 때문에 어차피 안 될 놈은 애써봐야 안 된다는 뜻이다. 소수만 타고나는 재능으로 전부 다 결정된다고 생각하니 인생을 체념하고 순응하는 태도로 사는 게 당연하지 않은가. 자신의 역량을 발견하고 실현하는 과정은 세상 그 어떤 일보다 흥미진진하다. 2천여 년 전에 예

수 그리스도는 이러한 생각을 다음과 같은 말씀으로 내보이셨다. "너는 네 재능(달란트)으로 무엇을 했느냐?"

우리 뇌와 신체의 역량은 참으로 다양한 영역에 적용될 수 있다. 뇌는 무게로 따지면 체중의 2, 3퍼센트밖에 차지하지 않지만 매일 신체 가용 에너지의 20퍼센트 이상을 사용한다. 뇌는 지적 기능과 추론을 책임지고 종합할 뿐 아니라 감각과 정서도 처리하고 그 모두를 대용량의 기억으로 저장한다. 뇌가 어떤 식으로 변화할 수 있는지 이해하려면 일단 운동을 전혀 하지 않는 몸뚱이를 생각해봐야 한다. 그런 몸은 근육이 눈에 띄지 않고 흐물흐물해 보인다. 그런데 하루 한 시간씩의 운동을 1년간 꾸준히 하면 우람한 근육이 붙기 시작하면서 몸이 튼튼해지고 멋있어진다. 신체는 균형이 잡히고 스트레스가 완화되면서 건강에 청신호가 켜진다. 뇌도 이런 식으로 꾸준히 활성화하고 단련해야만 발전이 있고 능력을 최대치로 끌어올릴 수 있다. 뇌의 역량을 관리하는 요령은 정서적, 직업적, 사회적 성공은 물론이고 나아가 행복을 좌우하는 핵심이다.

여기서 중요한 것은 신체적, 감각적, 지적 역량을 어떤 방향으로 계발할지를 아는 것이다. 사실 계발 가능한 범위가 너무 넓기 때문에 자칫 갈피를 못 잡고 이것도 건드려보고 저것도 건드려보느라 정작 진정한 자아실현은 놓칠 위험이 있다. 부디 이 책이 여러분의 행복과 안녕을 향상시키는 몇 가지 실마리를 제시할 수 있기를 바란다. 간략히 말해, 좀 더 건강한 삶으로 나아가는 길에는 근본적으로 두 가지 방향이 있다.

첫 번째 방향은 건강과 행복과 관련되어 있으며 우리 모두에게 해당된다는 점에서 근본 중의 근본이다. 열심히 걷지 않으면 앞으로 나아갈 수 없다. 우리 몸과 정신을 건강하게 유지하려면 열심히 써줘야 한다. '멀리 여행할 사람은 탈것을 잘 마련해둔다'라는 속담이 이보다 더 잘 맞을 수 있을까. 몸이 섭취하는 음식의 양과 질, 매일매일의 신체 활동은 기본 수칙이다. 음식으로 섭취하는 영양분은 우리가 살아가기 위해 꼭 필요한 연료다. 그런 만큼 음식의 질은 건강과 매우 밀접한 관계에 있다. 이 책 첫머리에도 썼지만 매일 먹는 칼로리를 30퍼센트 낮추면 수명이 20퍼센트 연장된다. 건강에 좋지 않은 음식을 먹는다고 해서 당장 죽지는 않지만 건강이 상하면 삶의 질은 확실히 떨어진다.

이 책을 읽었다면 운동이 건강의 핵심이라는 점을 충분히 이해했을 것이다. 하루 30분 운동이 심혈관계 질환, 암, 알츠하이머병으로 사망할 확률을 38퍼센트나 낮춰준다. 이 수치만 봐도 내가 운동을 살아 있는 사람의 권리이자 건강해지고 싶은 사람의 의무라고 말하는 이유를 납득할 만하지 않은가. 하루 세 번 밥을 먹고 나서 양치질을 하는 게 재미있기만 할 리 없다. 그렇지만 양치질을 하지 않으면 언젠가는 치아를 하나 둘 잃게 된다. 치아 관리도 그렇고 건강관리도 그렇고, 이런 것들이 다 자기 몸을 사랑하는 방법, 자기 자신에게나 남들에게나 자신의 좋은 이미지를 굳건하게 하는 방법이다.

또 다른 방향은 개인으로서의 특수성과 관련되어 있다. 사람들은 저마다 다르기 때문에 다른 선택을 하면서 다른 모습으로 살아간다. 나는 만약 여러분에게 뭐든지 이뤄낼 수 있는 능력이 있다면 어떤 삶을 살고 싶은지 찬찬히 생각해보는 시간을 주기적으로 가지라고 말해주고 싶다. 성공한 어른으로서의 삶은 어린 시절의 꿈을 이룬 것인 경우가 많다. 다시 한번 어린 시절의 꿈들을 떠올려보라. 기억의 창고를, 자신의 감각을 뒤져보라. 교육과 사회가 금지하는 것일지라도 감히 생각해보라. 답을 찾는 게 늘 쉽지는 않겠지만 그럼에도 불구하고 답을 모색해야만 자유로 나아가는 길의 초입에 들어설 수 있다. 자신을 전면적으로 돌아본다는 것은 매우 어려운 일이기 때문에 내일로, 모레로, 요컨대 언제나 미래로 미루고 싶은 유혹이 클 만도 하다. 너무 많은 어른들이 어릴 때처럼 시간은 앞으로도 얼마든지 있는 양 착각하며 살아간다. 그래서 자기가 했어야 할 일은 무한정 뒤로 미루고 그저 하루하루 살아가기에 급급하다. 정신을 바짝 차려야 한다. 그런 작전이 장기적으로는 인생의 실패로 이어지기 때문이다.

이 책은 여러분이 뇌와 신체의 특별한 역량을 발휘할 수 있도록 모든 가능성을 열어보는 첫걸음이다. 예방하고 치유하기 위해서, 더 뜨겁게 살기 위해서, 좋은 점들은 늘려나가기 위해서, 그냥 간단하게 말하자면 행복해지는 법을 배우기 위해서.

중국 전통 의학에서는 병자들에게 이름난 의원을 찾아가 진료를 받으라고도 하지만, 수시로 위대한 스승을 만나 건강을 지키는 법을 배우라고 가르친다. 사실 그 위대한 스승이란 다름 아닌 자기 자신이다. 각자의 내면에 있는 그 스승이 완벽한 조화를 불러온다. 이것이야말로 심신의 건강과 성숙한 발전에 반드시 필요한 행보다. 왜냐하면 우리에겐 우리가 거의 쓰지도 않는 비범한 능력이 있기 때문이다. 개인의 내면 깊은 곳에는 귀한 보물, 발굴해서 잘 쓰기만 하면 되는 자원이 묻혀 있다. 그것들을 잘 활용하면 우리의 신체적·지적 에너지는 배가되고 지금까지 다다를 수 없었던 한계를 뛰어넘게 될 것이다. 인간에겐 자가 회복의 잠재력, 외부의 위협을 막아줄 뿐만 아니라 좀 더 젊고 기민하게 살 수 있게 해주는 잠재력이 있다. 몇 개의 손잡이를 제대로 찾아내서 돌려주기만 하면 효과적인 안티에이징 시스템이 작동하고, 한 번뿐인 인생은 여느 인생보다 훨씬 재미있고 다채로워진다. 향후 몇 년 동안 우리가 보게 될 의학의 진보도 모두 동일한 원칙, 즉 자기 몸과 마음은 스스로 돌봐야 한다는 원칙에서 출발할 것이다. 우리 몸의 세포가 우리 자신의 약이 되어 질병을 예방하고, 지금까지는 치료법이 없었던 병을 치유하며, 시간에 도전하는 회복과 재생 능력을 발휘할 것이기 때문이다.

장수의 비밀을 쥔 열쇠

아주 특별한 능력을 지닌 동물들이 있다. 그 동물들도 우리처럼 매일 생명의 기적을 구현하는 세포로 이루어진 생명체들이다. 특별한 능력이 있는 동물이라고 해서 강철로 만들어져 있진 않다. 연약한 신체 조직으로 구성되어 있기는 인간과 마찬가지다. 그런데도……

우리가 4백 년을 산다고 상상해보자. '아르티카이슬란디카Artica islandica'라는 생물은 실제로 그렇게나 수명이 길다. 한 연구팀이 이 조개를 아이슬란드 근해에서 발견했다. 아르티카이슬란디카는 대합과 비슷하게 생겼다. 껍데기의 줄무늬를 보면 이 조개가 얼마나 살았는지 정확하게 추정할 수 있다. 나무의 나이테처럼 해마다 새로운 줄무늬가 하나씩 더 생기기 때문이다. 연구팀이 발견한 조개들 중에서 가장 오래된 것은 410세로 추정되었다. 그 조개는 더 오래 살 수도 있었을 테지만 연구팀이 심해에서 끄집어낸 탓에 수명을 다하고 말았다. 그렇다면 이 조개는 1601년생, 루이 13세의 프랑스 통치기에, 해저 환경은 지금보다 훨씬 깨끗하고 식물상, 동물상이 다양했을 시기에 태어났다는 계산이 나온다. 수백 년의 수중 인생을 제 몸에 새긴 이런 유의 생물을 발견하다니, 얼마나 운이 좋은가.

아르티카이슬란디카의 장수 비결은 수수께끼에 싸여 있다. 어떻게 살아 있는 세포들이 생물학적 손상의 기미도 보이지 않고 이토록 오래 기능할 수 있을까? 모든 생명체는 여러 가지 공통적인 특징을 지닌 세포들로 이루어져 있다. 유전 정보는 세포핵에 담겨 있고, 세포막은 보호벽과 소통의 통로 구실을 하며, 에너지 생성 기제와 노폐물 제거 기제를 갖추고 있다는 것은 모든 세포의 공통점이다. 세포는 1년 365일 24시간 내내 쉬지 않고 돌아가는 작은 공장과도 같다. 자동차의 수명이 얼마쯤 된다고 보는가? 자동차는 연약한 생체 조직이 아니라 강철로 만들어져 있다. 그런 자동차도 365일 24시간 몰고 다닌다면 50년은 갈 수 있으려나? 수백 년을 사는 아르티카이슬란디카의 세포를 연구해보면, 살아 있는 세포가 어떻게 시간의 흐름에 저항하고 건강한 상태를 유지하는지, 그 비밀을 엿볼 수 있을 것이다.

브레스트 대학병원 연구팀은 대합의 심장 세포를 모델 삼아 해양 유독 성분의 영향을 연구했다. 대합의 심장 세포는 여러 가지 생물 현상을 이해하는 데 매우 좋은 지표가 되기 때문이다. 연구진은 대합의 생물학적 구성에 첫 번째 주안점을 두었다. 대합은 사람들이 애용하는 식재료여서 연구가 훨씬 용이했다. 대합은 지방이 적고 단백질이 풍부하며 심혈관계 질환의 예방에 뛰어나기로 이름난 오메가3도 들어 있다. 오메가3는 아스피린처럼 (작용하는 메커니즘은 다르지만) 혈액의 흐름을 개선한다. 대합은 철분을 공급하기에도 좋다. 같은 중량 기준으로 소간보다 철분이 네 배나 많이 들어 있다. 철분은 산소를 세포에 전달하는 작용에 도움이 되고 적혈구 생성에도 관여한다. 게다가 대합의 철분은 생물 적용도가 뛰어나고 인체에 흡수도 잘된다. 대합 100그램이면 인체의 철분 1일 필요량을 모두 공급할 수 있다. 따라서 대합을 즐겨 먹으면 자연스럽게 철분이 보충된다. 대합에는 철분 외에도 아연, 인, 구리, 망간, 셀레늄 등의 다양한 미네랄이 함유되어 있다. 대합에 들어 있는 인은 신체 조직의 성장과 재생에 이롭다. 인은 세포막의 주요 구성 성분 중 하나이기도 하다. 또한 아연은 면역 반응, 상처 회복, 인슐린 합성에 중요하다. 구리는 콜라겐 합성에 관여하고 셀레늄은 프리래디컬의 생성을 예방한다. 하지만 매일매일 아르티카이슬란디카를 먹는다고 해서 4백 년을 살 수 있는 것은 아니다! 그렇게만 된다면 무병장수의 문제가 식도락으로 해결될 수 있을 텐데, 애석한 노릇이다. 하지만 대합의 생물학적 보호 기제를 연구하면 이 예외적인 장수의 비밀이 우리 앞에 드러날 것이다.

연구자들은 두 종류의 대합, 다시 말해 수명이 길기로 유명한 아르티카이슬란디카와 수명이 짧은 다른 대합 '메르케나리아메르케나리아 Mercenaria mercenaria'를 비교해보았다. 겉으로 보기에는 매우 흡사한 두 조개를 놓고 마치 '두 그림에서 서로 다른 곳 찾기' 게임을 하듯 차이점을 찾고자 열을 올린 것이다. 연구자들은 아르티카이슬란디카의 생물 방어 체계를 하루하루 탐색했다. 이 생물은 활성산소 스트레스에 대한 저항력이 특히 뛰어나, 시간에 따른 세포 기능의 변질이 거의 일어나지 않는 것으로 보인다. 실제로 아르티카이슬란디카의 세포 회복력과 프리래디컬 제거 시스템의 탁월한 능력은 입증되었다. 연구자들이 '밍$_{Ming}$'⁺ 이라고 부르기도 하는 이 조개는 끊임없이 놀라운 비밀들을 전해주었다. 이 조개껍데기의 줄무늬는 마치 4백 년도 넘은 옛이야기를 들려주는 오래된 레코드판에 새겨진 홈 같다.

아르티카이슬란디카는 차가운 물에 사는데, 추위는 노화를 늦추는 중요한 조건으로 알려져 있다. 생쥐 실험에서는 동물의 체온을 0.5도 떨어뜨릴 때마다 수명이 15퍼센트 연장된다는 결과가 나왔다. 추위는 신진대사의 효율성을 높인다. 그래서 춥게 살면 장수에 도움이 되는 듯하다. 그러나 이 요소는 퍼즐의 한 조각일 뿐이다. 그 퍼즐이 완성되어야만 무병장수라는 문제에서 큰 성과를 거두게 될 것이다.

사람과 대합은 달라도 너무 다르다. 그렇지만 둘 다 연약한 생물이고 세포 단계로까지 쪼개어 보면 결국 동일한 생명의 근본 원리를 따른다고 볼 수 있다. 세포가 쉴 새 없이 기능하기 때문에 생명은 존속될 수 있다. 아르티카이슬란디카의 연약한 세포가 차가운 바닷물 속에서 4백 년 넘게 버틴다고 생각해보라. 비슷한 기간 동안 바다 깊숙이 가라앉은 선체$_{船體}$의 쇠붙이는 형체고 뭐고 온전치 않을 텐데 말이다. 4백 년 생에 도달하려면 그 생의 비밀을 꿰뚫어 보아야 할 것이다.

+ 중국 명나라를 뜻하는 말로, '명나라 시대부터 있었던 조개'라는 뜻에서 연구자들이 붙인 별칭이다.

캐나다 북부에 서식하는 개구리의 한 종류인 송장개구리Rana sylvatica가 이제 곧 과학 분야에서 눈부신 발전을 불러올 것 같다. 송장개구리는 믿기지 않는 능력, 바로 '부활'의 능력을 지녔다. 송장개구리는 매우 추운 지역에 산다. 기온이 영하 7도까지 내려가면 송장개구리는 말 그대로 꽁꽁 얼어붙어서 냉동 보존 상태에 들어간다. 이때는 모든 면에서 사망 상태와 일치한다. 심장박동도 멈추고 뇌파 검사를 해도 사망했다고 볼 수밖에 없는 결과가 나온다. 다시 말해 이 개구리가 이미 죽었다고 볼 만한 요소를 모두 갖춘다는 얘기다. 이는 사람이 죽었을 때 사망 선고를 내리고 매장 절차를 밟기 위해 확인하는 요소들과 동일하다. 연구진은 자연 상태의 송장개구리에게서 관찰할 수 있는 현상을 실험실에서 재연해보았다. 그들은 송장개구리를 얼려서 얼음 덩어리 상태로 몇 주 동안 보존했다. 연구진은 어느 시점부터 서서히 보존 온도를 높여서 실온 수준으로까지 끌어올려보았다. 그런데 놀라운 현상이 일어났다. 송장개구리가 살아난 것이다. 개구리의 심장이 자연스럽게 규칙적으로 뛰기 시작했고, 뇌 기능도 아무 일 없다는 듯 되돌아왔다. 기억력에도 아무 문제가 없는 듯했다. 개구리를 살려내기 위해 전기 충격을 가하거나 특수한 주사를 놓을 필요도 없었고, 산소호흡기도 필요 없었다. 도대체 송장개구리는 어떻게 이럴 수 있는 걸까?

캐나다 연구진은 혹한기에 송장개구리가 꽁꽁 얼어붙은 땅속에 들어가 봄이 올 때까지 겨울잠을 잔다는 사실에 착안했다. 봄철에 깨어난 송장개구리는 아무 이상 없이 팔팔하게 뛰어다닌다. 그래서 이 개구리들이 부활 현상의 비밀을 파헤치는 연구의 대상이 된 것이다. 연구진은 금세 첫 번째 열쇠를 찾아냈다. 지금까지 생명체를 온전히 냉동 보존하려는 시도는 늘 동일한 문제에 부딪혀 좌절되곤 했다. 저온 상태에서 생성되는 바늘 모양의 얼음 결정이 세포들을 죄다 찢어 발겨 곤죽처럼 만들어버리는 문제 말이다. 따라서 동물이든 인간이든 일단 냉동 상태에 들어가면 본래 상태로 되돌아온다는 것이 불가능하다. 그런데 송장개구리에게는 이 문제의 타개책이 있었다. 동결 방지제를 자체적으로 생성하기 때문에 세포들이 얼음 결정에 파괴되지 않는 것이다. 게다가 문제의 동결 방지제는 일종의 당분으로서 구성도 아주 단순하다. 기온이 영하로 내려가면 송장개구리의 간은 글리코겐을 다량 분비해 효과적인 동결 방지제 역할을 하게 한다.

이 동결 방지제는 개구리의 뇌에서부터 혈관까지 모든 신체 기관에 퍼지면서 냉동 상태가 불러올 수 있는 손상에 대비한다. 이로써 개구리는 냉동의 파괴력에도 끄떡없이 버틴다. 여타의 연구에서도 생명체의 냉동 보존이 가능하려면 생체 결빙 방지 성분이 꼭 필요하다는 동일한 결론이 나왔다. 가령 당분이 주성분인 물질을 주입함으로써 세포와 신체 기관을 보존할 수도 있을 것이다. 지금까지의 연구에서는 당분 말고도 좀 더 효과적인 냉동 보존제들이 존재한다는 사실을 알아냈다. 가령 살아 있는 조직의 냉동 보존이 성공하려면 여러 가지 기준을 만족시켜야 한다. 생체 조직을 얼리면 세포의 삼투압에 영향을 주므로 세포가 망가지지 않게 하는 것이 관건이다. 세포를 파괴하는 얼음 결정이 생기지 않게 해야 하고, 산소가 결핍되면 조직이 심각하게 파괴되므로 그 점에도 신경을 써야 한다.

과학자들은 다시 한번 송장개구리 연구에서 실마리를 찾았다. 송장개구리는 냉동 상태에 들어가면서 글리코겐 외의 성분들, 이를테면 요소, 프롤린, 당류의 일종인 트레할로스도 다량 분비했다. 또한 미국의 리Lee 교수는 송장개구리에게 특수한 박테리아 '슈도모나스 푸티다Pseudomonas putida'가 있다는 사실을 알아냈다. 이 박테리아를 다른 종의 개구리에게 주입했더니 그 개구리도 냉동 상태를 거쳤다가 다시 살아났다.

이렇게 신체나 뇌 어느 쪽도 절제하지 않고 생명체를 고스란히 얼렸다가 되살리는 방법에 대한 연구에 날로 박차를 가하고 있다. 동결 방지 성분, 박테리아, 냉동 상태가 되는 데 가장 적당한 시간에 이르기까지 모든 파라미터들이 연구 대상이다. 실제로 급속 냉동은 이 방법의 성공을 좌우하는 매우 중요한 요소로 보인다. 이 연구들은 장기이식이 필요한 신체의 보존에 새로운 길들을 열어준다는 점에서 근본적인 중요성을 띤다. 현재 장기이식이 절박한 환자들은 너무 많은데 장기 기증자들의 수는 턱없이 모자라기 때문이다.

신체 기관을 냉동 보존 은행에 오랫동안 맡길 수 있다면 이러한 격차를 상쇄할 수 있을 것이다(현재 피부 은행에서는 피부 조직을 10년 이상 보존할 수 있다). 기존의 생체 조직 은행들은 이 문제가 얼마나 중요한지를 보여주었다. 장차 이식 가능한 배아, 정자, 난자, 줄기세포 등은 지금도 완벽하게 보존할 수 있다. 일본 연구진이 16년간 냉동 보존되었던 생쥐의 복제 실험에 성공했다는 사실도 짚고 넘어갈 필요가 있겠다. 이렇듯 뭐든 차게 해야 오래간다는 옛사람들의 말씀은 확인된 듯하다.

같은 맥락에서 샌디에이고 냉동 동물원에서의 실험도 여기서 언급해두겠다. 미국의 연구자들은 인류의 생물학적 유산, 특히 멸종 위기에 놓인 종들을 보존해야겠다고 생각했다. 그래서 8백 종에 속하는 8400개체 이상의 동물들의 난모세포와 조직을 냉동 보존하기로 결정했다. 현대판 '노아의 방주'라고 할까. 연구진은 이를 위해 각각의 종의 생활 방식부터 DNA까지 고려해 그 종에 적합한 기술적 요소들을 연구하고 적용하기 위해 애썼다. 이로써 북극곰, 코뿔소, 조류, 고릴라, 사자 등 온갖 동물들이 한데 모였다. 언젠가 과학이 지금보다 더욱 발전하게 되면 그때는 이미 사라지고 없을 이 종들을 되살려낼 것이다. 냉동 동물원이 소재한 샌디에이고는 지진이 자주 발생하는 지역인 탓에 연구 책임자들은 표본을 모두 두 개씩 만들어, 그중 하나씩은 지진 위험이 상대적으로 낮은 다른 지역에 보관할 정도로 신중을 기하고 있다.

몇 년 전, 복제양 돌리Dolly는 인류가 넘어설 수 없었던 한계가 이미 무너졌음을 보여주었다. 하지만 1만 년 동안 얼음 속에 갇혀 있었던 매머드를 표본으로 한 연구는 아무런 성과도 내지 못했다. 냉동 보존은 한 치의 오차도 없는 기술로 이루어져야만 성공적인 결과를 얻을 수 있다. 정자와 난자의 보존이라는 간단한 예를 들더라도 시술 성공률을 높이려면 표본 채취의 기준이나 완벽한 보존 절차가 꼭 필요하다는 것을 알 수 있다. 어쨌든 세포, 조직, 기관, 나아가 인체의 냉동 보존의 문은 이제 미래를 향해 활짝 열렸다. 이와 관련한 연구들은 장차 사회문화적 근간과 도그마를 한바탕 뒤흔들 것이다.

개구리는 고대부터 부활의 상징으로 통했다. 이미 고대 그리스인들도 이 동물에 풍요로운 생산성과 창조성의 의미를 부여한 것이다. 프랑크 왕국의 건국 시조인 클로비스도 군기에 개구리 문양을 넣었다. 개구리는 완전성, 부활, 불멸을 향한 정신적 지향을 의미했다. 까마득한 옛날에 이 기묘한 양서류는 이미 불멸의 열쇠 중 하나를 발견하고서 우리에게 최초의 신호를 보냈던 것일까. 캐나다 송장개구리는 인류가 장차 생명체의 냉동 보존이라는 영역에서 이루게 될 개가의 완벽한 상징이다. 생명체를, 특히 뇌 기능과 기억을 온전히 되살려낸다는 것은 불가능하다고 생각했기에 지금까지 이쪽 방면의 연구에는 손을 대지 못하고 있었다. 송장개구리는 그동안 불가능하다고 여겼던 것, 생각도 할 수 없었던 것이 가능하다는 증거를 보여주었다. 미국에서 최초로 시신을 냉동 보존하려는 시도를 했지만 지금까지 성과는 없었고 앞으로도 그럴 것이다. 일단 시신을 냉동하는 과정이 너무 지체되었고 생체 동결 방지에 대해 고려하지도 못했기 때문이다. 그런데 송장개구리는 우리가 멀지 않은 미래에 인간을 시간의 흐름 밖에 둘 수 있을 거라는 생각을 자극한다. 2백 년 후, 그렇게 보존된 인간이 깨어나 새로운 치료법의 혜택을 받을지도 모른다. 연구는 지금도 계속되고 있다.

100세 시대를 넘어서

삶과 죽음의 경계는 매일 조금씩 달라지고 있다. 2012년에는 파리 파스퇴르 연구소 소속 연구팀이 심히 놀라운 현상을 보여주었다. 이들은 16구의 시신을 연구했는데 시신 중에서 95세로 사망한 사람이 최고령자였다. 연구진은 사망일로부터 17일이 지난 시신들의 근육에서 줄기세포를 채취해 배양했다. 의학자들은 이 줄기세포가 정상 배양되어 근육세포로 분화되었다는 사실에 경악했다. 사망 시점으로부터 그렇게 오랜 시간이 흘렀는데도 세포들이 배양될 수 있다니 놀랍지 않은가. 죽은 지 17일이 지나면 시신의 조직이 어떻게 변할지 잠시 상상해보라. 이미 부패가 웬만큼 진행되어 세포들이 뭉그러진다. 이 곤죽 상태에서도 핵심 세포, 다시 말해 어떤 기관이라도 복원할 수 있는 줄기세포는 살아남는다는 얘기다. 현재 우리는 죽어서 썩어가는 유기체 속에 살아 있을 수 있는 줄기세포의 비결을 웬만큼 이해하기 시작했다. 줄기세포는 에너지를 최대한 아끼기 위해 말 그대로 활동 억제 모드에 들어간다. 그래서 세포의 에너지 공장에 해당하는 미토콘드리아의 활동이 제한된다. 산소가 공급되지 못한 줄기세포라도 주변 환경에 종속되는 세포들보다는 잘 버티기 때문에 산소가 부족하다는 조건조차 이들에게는 유리하게 작용하는 듯하다. 실제로 줄기세포는 여러 가지 문제점에 대한 해법을 쥐고 있다. 줄기세포는 생물학적으로 심히 불리한 환경에 완벽하게 적응하면서도 생물학적인 잠재력을 고스란히 유지한다. 죽은 지 보름이나 지난 시체에서 살아 있는 세포들이 다시 태어날 수 있다니 기가 막히지 않은가. 이로써 줄기세포의 윤리적인 근원으로부터 지금까지 생각도 못 했던 광범위한 전망이 열린 것이다.

세포들은 사망이라는 최후의 공격에 저항하기 위해 혁신적인 전략을 세운다. 파괴 효소, 바이러스, 박테리아, 산소 결핍의 전면적인 공격에 맞서야만 하기 때문이다. 이 때문에 미토콘드리아라는 에너지 발전소도 폐쇄하고 에너지를 가급적 제한해서 사용하는 '단식 상태'에 들어가는 것이다. 세포들은 이런 식으로 흉흉한 산소 기근과 화학적·미생물학적 공격을 이겨낸다. 요컨대 에너지 낭비를 중단하고 생존에만 집중하는 작전으로 나름대로 위기를 관리하는 것이다. 몇 년 전까지만 해도 초자연적인 것으로만 보였을 이 현상에 대한 연구가 이제 막 시작되었다. 불가능을 가능케 하는 세포의 이 에너지 단식을 통해 부활의 길 또한 이제 막 열리기 시작했다.

면역요법은 흐트러진 생리학적 균형을 회복하는 새로운 의학, 자연 의학의 상징이라고 할 수 있다. 면역요법은 의학의 근간을 완전히 재고하고 인간의 자체적인 힘으로 치유를 도모하고자 한다. 물론 이 새로운 요법은 개인차를 많이 고려해야 해서 대중에게 광범위하게 제안하기에는 다소 어려움이 있다. 면역요법에 대한 이러한 전망은 줄기세포 연구와 맥을 같이할 것으로 예상하고 있다. 줄기세포는 재생 의학의 머릿돌이다. 이제 개인에게서 채취한 줄기세포를 바탕으로 그 사람에게 필요한 장기를 실험실에서 만들어내는 시대가 열릴 것이다. 필요하다면 맞춤형 장기 생산도, 일단 생산된 장기들의 보존도 가능해질 것이다.

문제는 비용이다. 지금도 아프리카에는 항생제를 구입할 10유로가 없어서 단순 감염으로 사망하는 청소년들이 있다. 그런 얘기가 우리와는 거리가 멀다고 생각해서 그러려니 할지 모르지만, 앞으로는 프랑스 국민들도 이러한 불평등을 피부로 느끼게 될 것이다. 프랑스는 새로운 의료 행위들을 법으로 금지할 확률이 높다. 가령 지금도 프랑스에서는 친자 검사가 불법이다. 하지만 지금도 이 법을 무시하고 아버지의 타액과 아이의 타액 표본을 독일이나 영국에 우편으로 보내어 검사 결과를 받아 보는 사람들이 있다. 프랑스에서는 임신 12주

이후의 낙태도 법으로 금지되어 있다. 그래서 젊은 여성들이 영국까지 건너가서 낙태 수술을 받는 경우도 적지 않다. 건강을 추구하는 데는 국경이 없다. 피레네산맥 이쪽에서 금지된 것이 산맥 너머에서는 허용될 것이다.[+] 독재 체제가 아닌 한, 국민에게는 이동과 선택의 자유가 있다. 몇 년 전부터 일부 국가에서 허용되고 있는 탯줄 은행은 특히 시사하는 바가 많은 예다.

프랑스에서는 개인적인 차원에서의 탯줄(제대혈) 보존이 금지되어 있다. 탯줄에는 줄기세포가 특히 풍부한데, 장차 줄기세포가 인체에 발생하는 문제들을 효과적으로 해결하는 수단이 될 것임은 분명하다. 비록 아직은 줄기세포 연구가 걸음마 단계에 있지만, 우리 아이들이 미래에 누릴 수도 있는 기회를 굳이 막을 필요가 있을까? 제대혈을 액화질소 탱크에 보관하는 간단한 조치만으로도 장차 대체 세포를 만들어내고 수많은 생명을 구할 수 있을지도 모른다. 게다가 일단 프랑스 국경을 벗어나면 탯줄 보존을 법적으로 허용하는 나라들을 얼마든지 찾을 수 있다. 우리 몸에 존재하는 줄기세포는 앞으로 우리 자신에게 가장 좋은 약이 될 것이다. 그 약으로 현재는 치료 불가능한 병도 치료할 수 있을지 모른다. 줄기세포는 우리 몸 깊은 곳에 숨겨진 가장 좋은 약, 앞으로 사용되기만을 고대하고 있는 명약이다.

[+] "피레네산맥 이쪽에서는 정의로 통하는 것이 산을 넘어가면 악이 된다"라는 파스칼의 말을 변용한 것.

"젊어지기까지는
참으로 오랜 시간이 걸린다."

―파블로 피카소

내 몸 치유력

첫판 1쇄 펴낸날 2015년 1월 12일
7쇄 펴낸날 2019년 11월 20일

지은이 프레데리크 살드만 **옮긴이** 이세진
발행인 김혜경
편집인 김수진
책임편집 김교석
편집기획 이은정 조한나 이지은 유예림 김수연 조은혜 임지원
디자인 한승연 한은혜
경영지원국 안정숙
마케팅 문창운 정재연
회계 임옥희 양여진 김주연

펴낸곳 (주)도서출판 푸른숲
출판등록 2002년 7월 5일 제 406-2003-032호
주소 경기도 파주시 회동길 57-9번지, 우편번호 413-120
전화 031)955-1400(마케팅부), 031)955-1410(편집부)
팩스 031)955-1406(마케팅부), 031)955-1424(편집부)
www.prunsoop.co.kr

ⓒ푸른숲, 2015
ISBN 979-11-5675-532-6 (13510)

* 잘못된 책은 구입하신 서점에서 바꾸어 드립니다.
* 본서의 반품 기한은 2024년 11월 30일까지 입니다.

이 도서의 국립중앙도서관 출판시도서목록(CIP)은 e-CIP 홈페이지(http://www.nl.go.kr/ecip)와 국가자료공동목록시스템(http://www.nl.go.kr/kolisnet)에서 이용하실 수 있습니다. (CIP2014038309)